U0741405

张氏耳针治急难杂症 （第二版）

张耕田◎著

中国健康传媒集团
中国医药科技出版社 ·北京

内容提要

　　本书自 2007 年第一版出版发行以来，受到广大读者的关注和好评。本次再版，在原版的基础上增加了作者最新的治验心得，可供喜爱钻研耳穴治疗方法的临床工作者共同深入切磋医技。

　　该书主要介绍了 110 例耳穴治疗急难杂症的病案，是作者 40 年来临床治疗内、外、妇、儿、皮肤、骨伤等科病症的纪实经验。这些案例，治疗有新意，疗效突出，结合临床，实用性强，图文并茂，易学易用，可供临床医生、中医院校师生借鉴和参考。

图书在版编目（CIP）数据

张氏耳针治急难杂症/张耕田著．—2 版．—北京：中国医药科技出版社，2013.1（2025.9 重印）．

　　ISBN 978 - 7 - 5067 - 5383 - 8

　　Ⅰ．①张…　Ⅱ．①张…　Ⅲ．①耳 - 穴位疗法　Ⅳ．①R245.9

中国版本图书馆 CIP 数据核字（2012）第 013734 号

美术编辑　　陈君杞
版式设计　　郭小平

出版　**中国健康传媒集团** | 中国医药科技出版社
地址　北京市海淀区文慧园北路甲 22 号
邮编　100082
电话　发行：010 - 62227427　邮购：010 - 62236938
网址　www.cmstp.com
规格　958×650mm $^1/_{16}$
印张　12 $^1/_2$
字数　164 千字
初版　2007 年 12 月第 1 版
版次　2013 年 1 月第 2 版
印次　2025 年 9 月第 7 次印刷
印刷　北京印刷集团有限责任公司
经销　全国各地新华书店
书号　ISBN 978 - 7 - 5067 - 5383 - 8
定价　**25.00 元**

获取新书信息、投稿、为图书纠错，请扫码联系我们。

发挥耳针治病优势

为大众服务

魏稼

二〇〇一年冬

中国针灸学会常务理事、中国针灸学会文献专业委员会会长、
全国著名针灸专家、江西中医学院教授魏稼为本书题词

取穴治病

法简效弘

李鼎

二〇〇五.十

中国针灸学会文献专业委员会顾问、全国著名针灸专家、
上海中医药大学教授李鼎为本书题词

再版前言

　　本人拙著出版后受到国内同仁和耳穴治病爱好者的欢迎和赞许，有来自长春中医药大学的学生、郑州和西安等地的中医爱好者、北京的退休老大夫以及千里之外的农村青年，前来切磋医技。我与他们一见如故，并对他们以诚相待、尽力相助。虽然他们是来学习的，但我也从中受益匪浅——给我创造了学习的好机会。在来访者中也有前来购书的，于是，我把这个信息告知出版社。不谋而合的是，出版社也收到市场需求的信息，决定将此书再版发行。天时地利人和，为满足广大读者的需求，我欣然在第一版的基础上精益求精做了增补和修改，如新增了大便失禁、季节性浮肿、口唇咀嚼症、足跟痛、颈椎间盘突出和肩周炎等的病案。出版社也在本书的装帧上进行了精心设计，使本书旧貌换新颜，更有了时代的气息。

　　在这秋收之季，我真诚地将此书奉献给需要它的读者朋友。衷心感谢读者对本书的厚爱，并望读者多提宝贵意见和建议。同时，希望读者们继续关注耳穴治疗急难杂症的科学研究，我愿意与大家继续切磋医技，继承、发展中医事业。

张耕田

2011 年 10 月

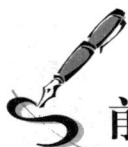

前言

　　为什么要写这本经验汇集呢？事出有因。我已退休几年了，但仍被医院返聘上班，院领导曾几次对我说："你退休了，可把你几十年来行医经验写成一书，以启后人，使之继承发扬，对社会也是个奉献。"又常遇到病人及其家属好心相告："你应把自己的治病经验传给儿子，千万别失传。"可我儿子不愿学这一行，我也不强求，因为医学比不得其他行业，硬要他学，是学不好的。就在 2002 年 7 月10 日，国家第三批老中医药专家学术经验继承工作的有关通知和表格发到我手里，但由于没有合格继承人，最后亦告吹。党和国家的期望、院领导推心置腹的嘱咐、病人及其家属的好心劝告和期待，使我内心很不平静。于是我将几十年的点滴经验总结一下，为中医事业发展贡献微薄之力，对社会对人民有点好处，对自己也可谓"老有所为"，心理有所平衡，精神有所寄托，何乐而不为呢！总不能把这一点对人民有益的东西，最后带到西天去吧！太没价值了，会给自己内心造成一种愧疚。所以就于 2003 年 1 月 10 日开始动笔，在业余时间把几十年临床经验汇集成册。

　　要写点经验又从何谈起？高谈阔论我不会，也不必要，大学中医教材讲得多好呀。正在我为难时，我回顾起 20 世纪 80 年代初我在洛阳市参加了一次有关中医古代治急症经验的讲座，授课的是一位全国有名气的老中医，他谈到了很多古代医生遇到急症所用的一些办法，如尿闭用葱叶导尿术等，讲了近 3 小时，对我启发很大，但又感到很失望。失望原因是：第一，讲的那些办法太原始，与现在一些办法相比太落后，早不能运用于临床；第二，如何把目前中医治急症的经验传授一些，哪怕传授一种技术，只要能运用于临床，而且行之有效，那就再好不过了。可是我没听到实用的经验，所以总觉得虽然古人治急症的经验给我们急症临床工作开阔了思路，但临床实用价值不大。这是不足之

1

处，也是失望所在。但这个讲座拓宽了我的思路——如何在急症治疗中，在他人和古人的基础上走出一条新路。

继而又回忆到我在20世纪60年代初参加工作时，西医大夫对我直言："你们中医只能治慢性病，不能治急症。"一句话说得我无言以对。这句话刺痛了我的心，我这个初为人医的无名之辈，从此痛下决心，在临床中不但要对常见病、慢性病的治疗创出一条新路，也要对急症有所作为。尤其是治急症不能停步不前，不能给中医丢脸。说来也巧，就在参加工作次年即1965年夏秋之交乙脑流行，西医没有好办法，当时我以中医中药为主给予治疗，使一个个垂危病人获愈。遇到医院某大夫妻子患严重尿崩症，西医多方治疗效果差，邀余用针刺办法经十余天治愈。一次病房收住一位干部，当时全身发麻，不能行动，邀余会诊，用针刺了3个穴位，当即全身麻木消失，下床行动自如，来时用车拉来，回时步行自如。患者来院求治一分钱没花，身体得以康复。又遇一名烫伤患者病情较重，我用中药较快治好……一个个临床实例，给出一个回答，中医不是仅能治慢性病，在急症和疑难病面前也有一招，不能小看中医，从此自己也觉得在别人面前并不低人一等。

谈到耳穴治急症，最初是1974年，在我老家农村遇到一生产队长，要带领生产队队员去修国道、打涵洞。可他当时患嵌顿性内痔，卧床不起，疼痛难忍，其家属要我去治，我没治过，很为难，但我是医生，不能在紧急关头打退堂鼓，经过思考后去了。我先找准腰部痔点进行挑，挑后再扎耳针，耳针一扎，病人立即感到肛门有一种像火烤一样的发热感觉，次日队长就能下床干轻活，第三日下午就领队员到209国道修路、打涵洞，重体力劳动几个月没事，经检查痔消病愈。10年后随访，疗效巩固。后遇我的近门七爷，在干活时不慎被石刀把小腿割破了5厘米长的伤口，需要缝合，没麻药，只好用耳针麻醉把伤口缝合好，七爷说缝合不疼。曾两次遇到农村妇女子宫大出血，病情危重，若送医院需走二十多里山路，显然不行，就试用耳针止血，结果血被止住了，病人得救了。后又据病情服了几剂中药，以善其后。这几个让别人看来很平常的病例，却使我甚感欣慰和喜悦，因为运用耳针使我初获成功，这小小的成功又给我带来了勇气和希望。

在1979年秋我到舅家去，路途遇一乡村医生说他嫂子产后无乳已十多天了，婴儿哭，大人急，吃中药也不见效，当时我想耳廓上有乳腺穴可催乳，不妨一试，随后在产妇右耳乳腺穴用透刺方法扎了一针，并吩咐她 1 小时后自己把针拔掉。次晨返家路过其门问及下乳一事，产妇高兴地说："你扎上针走后不到 20 分钟乳汁畅下，婴儿吃得好，能甜睡，也不哭了。"由此启发我后来探索出"一二三速效催乳法"，疗效非常好，用此法催乳可在 2 分钟至 12 小时以内使乳汁催下。这虽不属急症，但由此给我一个灵感，既然乳汁不通或无乳能很快催下，那么急性乳腺炎不也可以通过这种刺法使乳腺管畅通，让乳房邪热瘀积肿胀之势得以消除，而达病愈吗？这一设想得到了实现，终于耳穴针刺一次加服中药，可在 12～48 小时内把未化脓的急性乳腺炎治愈，治愈率达 98%。之后用耳穴治疗冠心病心绞痛、急腹痛、急性盲肠炎等急症方面，都是在基层农民疾苦的迫使下，在用心学习的基础上，在实践的思索和创新中，获得了真知，取得了点滴经验。有了广大农民和患者的信赖和支持，才让我取得一些经验，所以我由衷地感谢农民朋友和广大患者。在基层为农民针刺治病几十年，从不收分文，也许是农民勤劳朴实的品德感动了我，也许是雷锋精神对我的教育才这样做吧。至于说我写点经验的目的，则旨在让同道、中医大专院校学生、针灸爱好者，能把我当作阶梯，获得启示，勇于创新，扩大治急症的范围，提高治急症的疗效，把中医急症工作既有声有色又踏踏实实地搞好，能做到这一点，就是我惟一的希望。

　　让咱们"俯首甘为孺子牛"，为人民，在医学这块沃土上耕耘，获得更大丰收！

　　本书初稿后得到中国针灸协会文献专业委员会会长、全国著名针灸专家、江西中医学院教授魏稼为本书题词；得到中国针灸协会文献专业委员会顾问、全国著名针灸专家、上海中医药大学教授李鼎为本书题词；又得到我的学友董双干为文中精心绘制插图百余幅，特在此向他们表示真诚的谢意。

　　由于本人才疏学浅，缺点和问题也难免于笔下，望同道给予斧正。
　　谢谢！

著　者
2006 年 12 月

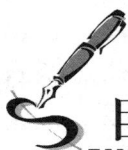

目录

● 耳穴疗法概述 ●

● 耳针治疗急症案例 ●

1

耳针治疗杂症拾零

耳穴疗法概述

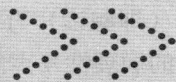

一、什么叫耳穴诊治法

耳穴是耳廓诊断疾病和治疗疾病的特定点。因为耳穴是耳廓皮肤表面与人体脏腑、组织器官与四肢百骸通过经络相互沟通的部位，也是脉气输注所在，所以耳廓上能反映机体生理功能和病理变化的部位均通称为耳穴。

当机体脏腑或组织器官发生病变时，通过经络在耳廓上相应部位的耳穴就会出现各种阳性反应，望诊有变形、变色、脱屑等，切诊（即触诊）有结节或压痛敏感点等，闻诊（即听诊）可听到探测仪的病理性发声等，再结合必要的问诊，以了解病情和病史。这种以中医四诊合参的方法，在了解病情的基础上，再以八纲为指导综合分析归纳，辨析疾病属何脏腑、何经络、何组织器官，辨析疾病的表里阴阳寒热虚实。然后，运用耳穴这种外治法，包括耳穴针刺法、耳穴贴压疗法、耳穴注射疗法和耳穴贴膏疗法等多种方法，给予治疗，以达到治疗疾病的目的，这可简而言之为耳穴诊治法。

二、 耳穴为什么能诊治疾病

1. 耳穴与经络脏腑的关系

耳穴与经络脏腑关系密切。早在两千一百多年前的《足臂十一脉灸经》和《阴阳十一脉灸经》这两部我国最早的经脉学和灸疗学专著中就记载有与上肢、眼、颊、咽喉相联系的耳脉。之后到《内经》时期对耳与经脉、经络、经筋的关系都有了较详细的记载，如《灵枢·邪气脏腑病形》篇记载"十二经脉三百六十五络，其气血皆上注于面而走空窍……其精阳之气，上走于目而为睛，其别气走于耳而为听"。又如《灵枢·海论》记载"夫十二经脉者、内属脏腑、外络于肢节"。根据《灵枢》记载，十二经络内属脏腑，外络肢节，经络系统遍布全身，无处不到，其六阳经与六阴经都分别直接或间接与耳相连，正如《灵枢·口问》云"耳者，宗脉之所聚也……"因此，经络系统把人体各脏腑及组织器官联系成一个有机的整体。

耳穴与经络关系的研究，耳穴与脏腑及组织器官相关性的研究，近代各大专院校基础部、生理教研室，中医研究院、耳针研究所、经络研究所等单位做了大量的工作，大量资料和实验结果均证明：耳廓与脏腑、耳廓与经络有着密切的关系。

在生理上经络可沟通内外、运行气血、调理阴阳、抗御病邪、保卫机体的作用；在病理状态下，邪气侵入机体的脏腑组织时，经络则是传注病邪反映病候的通路。根据中医"有诸内必形诸外"，在耳廓的特定穴位上会出现阳性反应点，如疼痛敏感、电阻低、导电量高，甚或变形、变色等，这种反应为疾病诊断提供了依据，耳针工作者据此可进行诊断疾病。

耳穴与各脏腑之间不仅存在相关性，而且具有相对的特异性，这种相关性和特异性，可在耳穴表现出来。因此，在四诊八纲及中医基本理论指导下，针刺或贴压耳穴可调节相关脏腑和器官功能，改变其病理状态，达到治疗疾病的目的。

2. 耳穴与生物全息律的对应关系

"生物个体是一个大系统，它由许多相对独立的小系统组成。在大系统和小系统之间存在着全息对应关系"，即生物体每一个相对独立的部分是整体的缩影，包含了整个机体的全部信息。张颖清在《全息生物学研究》中称这样的现象为生物全息现象，并称这样的规律为生物全息律。生物全息律是张氏在 1973 年发现并提出来的。

根据这一理论的深化研究和探索，张氏首先提出了第二掌骨侧诊疗疾病的方法、其他掌骨系统疗法、桡尺骨系统疗法、肱骨系统疗法、胫腓骨系统疗法以及中医已经长期使用了的耳针疗法、面针疗法、足针疗法、鼻针疗法等通属"生物全息疗法"的范畴。

当人体某一脏腑或某组织器官发生病变时，处于较高级上的与整体具有较高的全息相关度的各全息元、与主体这一部位全息相对应的部位也会发生某些可以检测到的病理反应，如出现痛阈降低、电阻降低、变色、变形等病理反应，根据这些反应点（较高级全息元的反应点），即可诊断疾病。同时如果给这一反应点（较高级全息元的反应点）一个针刺或按压等刺激，就可治疗相关机体（其他全息元或主体上全息对应部位）的疾病。

耳穴诊疗法也符合生物全息律诊疗法，所以全息诊疗法阐明了耳穴诊疗疾病的原理。

3. 其他学术探讨耳穴治病原理

耳穴治病原理在现代一些学术中也有多方面的探讨，如耳穴与神经关系、耳穴与神经体液关系、生物电学说、生物控制论学说等学说，在此从略。

三、耳穴疗法的优点

1. 适应证广

据文献报道和我们的实践经验证明，它能治内、外、妇、儿、皮肤、骨伤、五官等各科 200 多种病症，其疗效也相当满意。

2. 疗效迅速

疗效迅速表现在：①止痛快：如一般神经性痛、外伤痛、术后痛、泌尿系结石引起的疼痛、胆结石绞痛等均可针到痛止；②消炎快：如急性阑尾炎、肠炎、急性结膜炎等；③急救快：如一些休克、冠心病心绞痛等；④通便快：对习惯性便秘，甚至麻痹性肠梗阻均可快速通便；⑤止血快：如鼻出血不止，功能性子宫出血等；⑥止泻快：一般小儿或成人腹泻此法效速；⑦止痒快：如急性荨麻疹，皮肤瘙痒症等；⑧催产快：对滞产型难产可较快解决难产之苦；⑨降压快：对血压过高须立即降者，此法尚好，而无不良反应。

3. 操作简便

耳穴疗法不受气候、环境、设备、地点等条件限制，既可用耳针治疗，也可用王不留行籽或白芥籽或药膏贴穴均可。

4. 易学易懂

耳穴分布有一定规律，耳穴名又比较好记，所以只要认真学习，就容易记忆和掌握，掌握了就可为群众治病。

5. 经济实用

耳穴治法设备简单，不需什么器材，投资少，仅须一些酒精棉球和一些针、胶布、王不留籽和一把镊子或一把血管钳即可。此法不花钱或少花钱就可治好病，你说能不经济实用嘛！

6. 无不良反应

耳穴疗法是一种自然疗法，除针刺有点痛感外，其他如耳穴贴压疗法、贴膏疗法均具有安全、无不良反应、无痛苦的显著特点。

7. 预防疾病

耳穴疗法可用于养生保健，经常有规律按压耳穴可增强体质、预防疾病，可预防感冒、晕车、水土不服、冻疮等。

8. 有助诊断

据有关资料报道和实践证明耳廓视诊对冠心病、胆石病、颈椎病等诊断符合率为85%~94%。

因为耳穴疗法有以上这些优点，所以很受患者欢迎。

四、耳穴疗法的操作

耳穴疗法包括毫针刺法、贴压法、埋针法、药物注射法等10多种方法，现简介两种最常用的耳穴疗法。

1. 毫针刺法

一般选用28号或30号0.5～1寸毫针，常规消毒，左手固定耳穴周围，右手持针，对准穴位，快速刺入0.1寸许，捻转进针，至软骨组织为度，不可穿透软骨。一般热证、实证、急性病可深刺、强刺行泻法；寒证、虚证、慢性病可浅刺、弱刺行补法。针刺角度要根据穴位所处部位不同而定。

耳穴针刺的针感有疼痛、酸、麻、胀、重、热等感觉为得气。

根据病情选穴，可同时选两侧，一般留针20分钟～1小时不等，幼儿可不留针，慢性病可5～10日为1个疗程，间隔3日行下一疗程。

注意事项 要严格消毒以防感染，耳廓有炎症、损伤、冻疮处应禁针刺，习惯性流产孕妇禁针，在针时若出现晕针，防治法与体针相同。

在正文中谈及的"常规针刺治疗"，可包括以上内容。

2. 贴压法

目前最常用的是用王不留行籽（其他如磁珠、油菜籽、小药丸等均可，但很少用）贴在约0.6cm×0.6cm的胶布上，用镊子夹持胶布一边，贴在所选穴位上，紧压数次，局部有明显压痛感，耳廓有热感即可。

一般贴压要取双侧穴位贴压，可提高疗效，并要求患者（小儿要求家长配合按压），每日按压5～6次，可5天换贴一次。

注意事项 压耳以平压为好，绝不能使压的籽移动位置，不要用力过重以免擦伤皮肤，但也不能太轻，会减轻疗效。婴幼儿贴压耳穴时家长一定要用力适度，因为小儿皮肤娇嫩，力大伤皮肤，若像手摸一样力度又太小，故适可而止。贴耳后避免浸湿耳廓，使其失效。

在正文谈及"常规贴压耳穴"，即包括以上内容。

遇急症医者可当即按压以求制止或缓解急症之苦。

五、常用耳穴的定位及主治功能

1. 耳表面各部位名称

耳表面各部位的名称见图1-1。

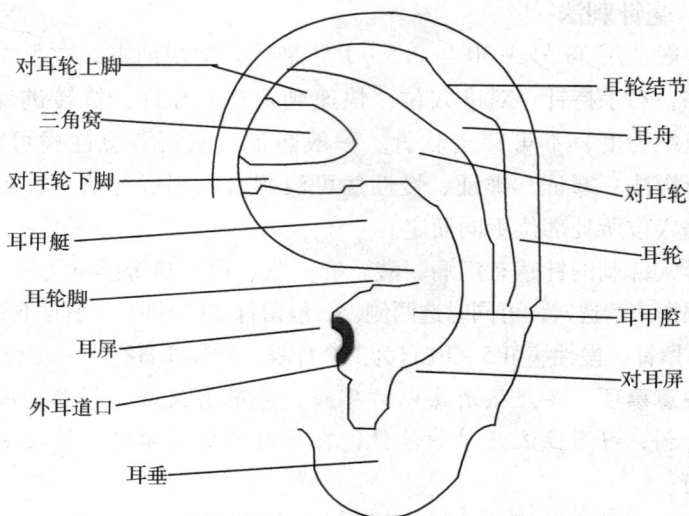

对耳轮上脚	耳轮结节
三角窝	耳舟
对耳轮下脚	对耳轮
耳甲艇	耳轮
耳轮脚	耳甲腔
耳屏	对耳屏
外耳道口	
耳垂	

图1-1　耳廓表面各部位的名称

2. 常用耳穴的定位及主治功能

常用耳穴的定位见图1-2。

耳穴功能见表1-1。

标准耳穴见图1-3。

耳穴示意图参照1993年国家中医药管理局、国家技术监督局批准发布的国家标准GB/T 13734-92《耳穴名称与部位》，耳背定位是根据清朝《厘正按摩要术》一书而来。

8

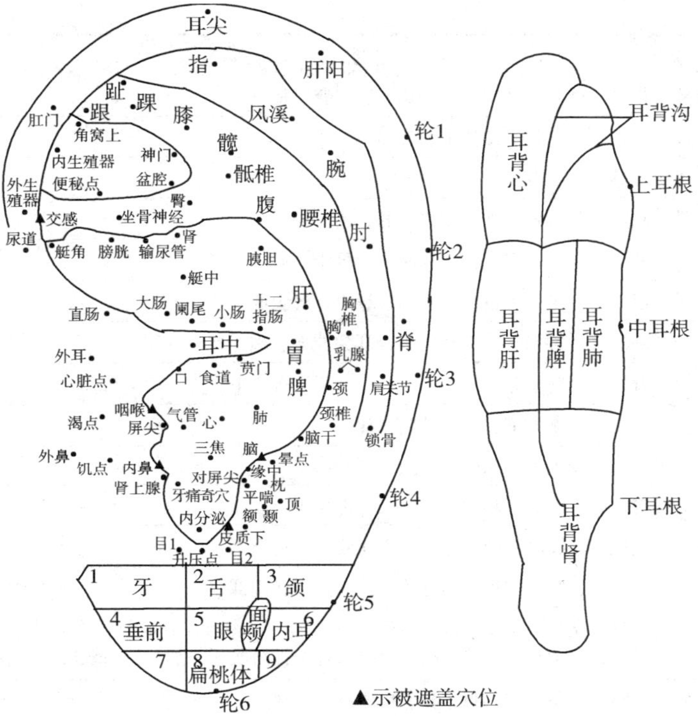

▲示被遮盖穴位

图1-2　耳表面常用穴位简图

表1-1　耳穴功能归类表

耳穴功能		取　　　穴
十	止痛	相应部位、神门、腹部、内脏疼痛疾患加交感，软组织损伤加肝、脾，牙、骨骼疾患加肾
	止晕	枕、晕点、肝、耳尖放血、外耳，脑动脉硬化引起的头晕加皮质下、心，自主神经引起的头晕加交感、皮质下，梅尼埃病引起的头晕加内耳、脾，晕车、晕船、晕机加贲门、内耳，贫血引起的头晕加耳中、脾
	止惊	脑干、枕、神门、肝、皮质下、肝阳、耳尖放血
止	止喘	气管、肺、平喘、交感、肾上腺、神门、枕，支气管哮喘加风溪、内分泌，喘息性支气管炎加耳尖放血、内分泌，虚喘加肾，肺心病加心、肾、皮质下
	止咳	相应部位、平喘、口、脑干、神门、枕、脾
	止痒	相应部位点刺放血、耳尖放血、肺、脾、心、神门、枕、风溪、耳中

续表

耳穴功能		取　　穴
十止	止鸣	内耳、外耳、耳鸣沟、三焦、胆、肾、颞
	止吐	贲门、胃、枕、皮质下、神门
	止酸	交感、胃、肝
	止带	相应部位、肾、脾、三焦、肝、内分泌
六对	镇静兴奋	耳尖放血、神门、枕、皮质下、脑干、心 额、内分泌、兴奋点、丘脑、缘中、肾上腺
	降压升压	降压穴、神门、肝、肾、心、耳尖放血、额、枕、皮质下 升压点、肾上腺、缘中、心、肝、肾、皮质下
	降率强心	心脏点、皮质下、心、神门、枕 交感、肾上腺、缘中、皮质下、心
	止血活血	肾上腺、缘中、耳中、脾、相应部位 交感、心、肝、肺、热穴、心血管系统皮质下、相应部位
	利尿止遗	肾、脾、肺、三焦、内分泌、腹水点、相应部位 膀胱、交点、缘中、尿道、夜尿症加额、兴奋点，脊髓外伤病变或骨性病变引起遗尿加相应部位、腰、骶椎，神经性膀胱尿频加神经系统皮质下、枕
	通便止泻	大肠、三焦、脾、腹、肺、皮质下、便秘点、腹水点 直肠、大肠、脾、耳尖放血、神门、枕、内分泌，过敏性肠炎加风溪、皮质下，慢性痢疾加肾上腺、耳尖放血
三抗	抗过敏	耳尖放血、风溪、内分泌、肾上腺、肝、相应部位
	抗感染	耳尖放血、轮1~轮5放血、肾上腺、内分泌、神门、相应部位
	抗风湿	耳尖放血、肾上腺、内分泌、肾、肝、脾、三焦、相应部位
一退	退热	耳尖、屏尖、肾上腺三点放血，交感、丘脑、肺、枕、内分泌、相应部位
利五官	利咽	咽喉、口、气管、肺、内分泌，急性咽喉炎加神门、耳尖放血，扁桃体炎加神门、耳尖放血、扁桃体，声音嘶哑加脾、声带，梅核气加肝、皮质下、食道
	明目	耳尖放血、肾、肝、眼、目2，近视眼加脾、交感，急性结膜炎加肺，内外眦睑缘炎加心、脾，麦粒肿霰粒肿加脾
	助听	内耳、外耳、肾、三焦、胆、颞
	鼻通	内鼻、肺、外耳，感冒鼻塞流涕加耳尖放血、肾上腺、风溪，过敏性鼻炎加风溪、内分泌、肾上腺、耳中，萎缩性鼻炎加内分泌、脾
	美容	面颊及相应部位、肺、脾、肝、内分泌，炎症性疾病加肾上腺、大肠、耳尖放血，色素性疾病加缘中、肾上腺，神经功能失调疾病加皮质下、枕、神门，脂代谢性疾病加胰、肾、小肠

耳穴功能		取　　穴
调整三	调节自主神经功能	交感、丘脑、皮质下、心、肾、神门、枕
	调节内分泌	内分泌、缘中、丘脑、肾、肝、相应部位
	调经	内分泌、缘中、丘脑、卵巢、肾、肝、内生殖器，月经过少或闭经加兴奋、心血管、皮质下、交感，月经过多、功能性子宫出血加耳中、肾上腺、脾，痛经加腹、腹水点、神门
三健	健脑	心、肾、脑、丘脑、皮质下、额
	健肝血	肝、肾、三焦、脾、内分泌、皮质下、相应部位
	健脾助运	脾、胃、小肠、胰、内分泌、皮质下、口
两补	补肾	肾、肝、心、内分泌、缘中、丘脑、肾上腺
	补血	脾、胃、肾、三焦、血液点、心、肝、肾上腺
催	催乳	乳腺、缘中、内分泌、丘脑、肝
理	理气消胀	腹、腹胀区、肝、脾、胃、三焦、肺、皮质下、大肠
降	降糖	胰腺点、胰、内分泌、缘中、丘脑、皮质下、口、渴点、三焦
解	解痉	相应部位、交感、皮质下、神门
利	利胆	胆、胆道、肩背、三焦、十二指肠、小肠、皮质下、内分泌
眠	安眠	神门、肾、心、皮质下、枕、神经衰弱区、垂前、耳尖放血，肝郁气滞型加肝，心虚胆怯型加胆，心脾两虚型加脾，胃失和降型加胃
收	收敛汗液	心、交感、皮质下、丘脑、相应部位

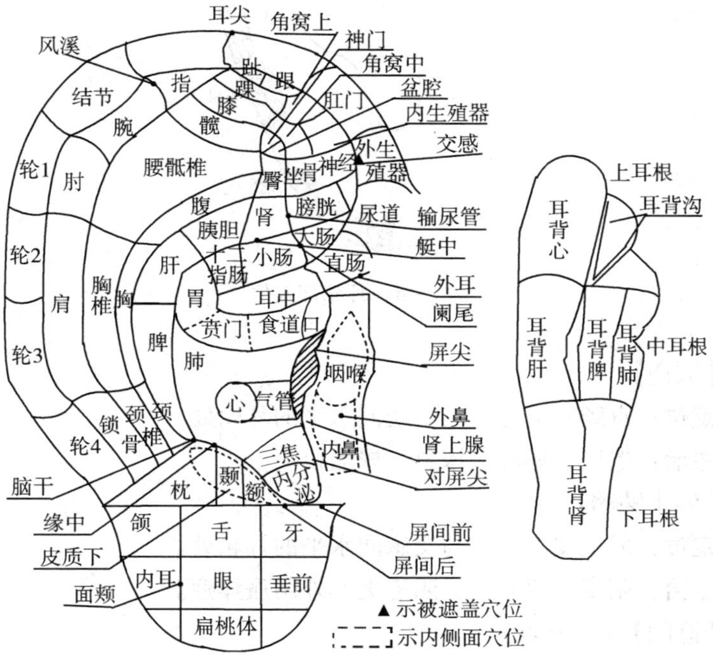

图 1-3　标准穴位示意图

11

3. 耳廓各部位的穴位

(1) 耳轮部（图1-4）

【耳中】（膈、支点）

定位： 耳轮脚中间。

主治： 呃逆、荨麻疹、皮肤瘙痒症、小儿遗尿、咯血、出血性疾病。

【直肠】

定位： 与大肠穴同水平的耳轮部。

主治： 脱肛、腹泻、痢疾、痔疾。

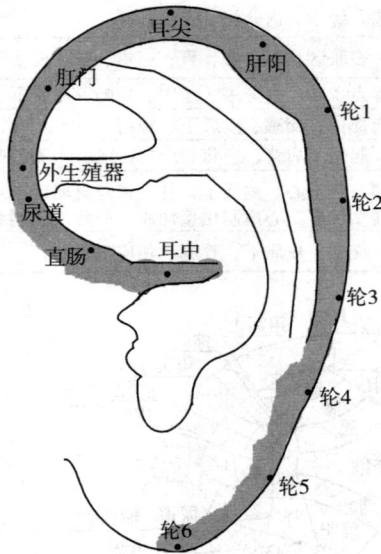

图1-4　耳轮部穴位

【尿道】

定位： 直肠穴上方，与膀胱同水平的耳轮处。

主治： 遗尿、尿频、尿急、尿潴留。

【外生殖器】

定位： 尿道穴上方，与交感同水平的耳轮处。

主治： 阳痿、睾丸炎、阴道炎、外阴瘙痒症。

【肛门】（痔核点）

定位： 与对耳轮上脚前缘相对的耳轮处。

主治：痔疾、肛裂、脱肛、肛门周围炎。

【耳尖】（扁桃体 1）

定位：耳轮顶端、与对耳轮上脚后缘相对的耳轮处。

主治：发热、高血压、目赤肿痛、麦粒肿。

【肝阳】（肝阳 1、2）

定位：耳轮结节处。

主治：头晕、头痛、高血压。

【轮 1~6】

定位：自耳轮结节下缘至耳垂下缘中点划为 5 等份共 6 穴，由上而下依次为轮 1、轮 2、轮 3、轮 4、轮 5、轮 6。

主治：发热、扁桃体炎、上呼吸道感染。

（2）耳舟部穴位（图 1-5）

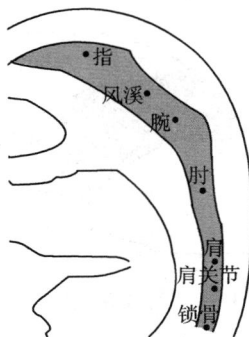

图 1-5 耳舟部穴位

【指】（阑尾 1）

定位：耳舟顶端。

主治：手指麻木和疼痛、甲沟炎。

【风溪】（结节内、过敏区、荨麻疹点）

定位：指腕两穴之间。

主治：荨麻疹、皮肤瘙痒症、过敏性鼻炎。

【腕】

定位：平耳轮结节突起处下缘的耳舟处。

主治：腕部扭伤和肿痛等。

【肘】

定位：在腕与肩两穴之间。

13

主治：肘部疼痛和扭伤、肱骨外上髁炎。

【肩】（阑尾2）

定位：与屏上切迹同水平的耳舟部。

主治：肩关节周围炎，肩部疼痛。

【肩关节】

定位：在肩与锁骨两穴之间。

主治：肩关节炎。

【锁骨】（阑尾3）

定位：与轮屏切迹同水平的耳舟部。

主治：相应部位疼痛，肩周炎。

（3）对耳轮上脚穴位（图1-6）

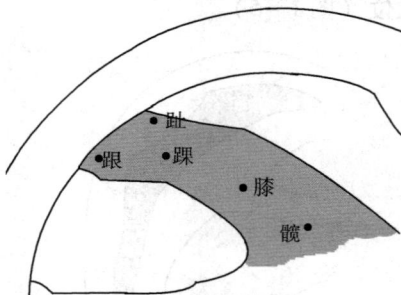

图1-6 对耳轮上角穴位

【趾】

定位：对耳轮上脚的外上角。

主治：足趾麻木主疼痛、甲沟炎。

【跟】

定位：对耳轮上脚的内上角。

主治：足跟痛。

【踝】（踝关节）

定位：趾、跟两穴中间稍下方。

主治：踝关节扭和挫伤、踝关节炎。

【膝】（膝关节）

定位：对耳轮上脚的中部。

主治：膝关节疼痛。

【髋】（髋关节）

定位：对耳轮上脚起始部中点。

主治：髋关节疼痛、坐骨神经痛、腰骶部痛。

（4）对耳轮下脚穴位（图1-7）

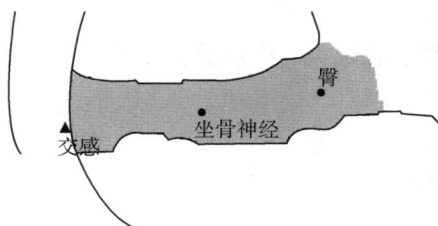

图1-7 对耳轮下角穴位

【臀】

定位：对耳轮下脚的后1/3处。

主治：坐骨神经痛，臀筋膜炎。

【坐骨神经】

定位：对耳轮下脚中1/3处。

主治：坐骨神经痛。

【交感】

定位：对耳轮下脚末端、与耳轮相交处。

主治：胃肠痉挛、心绞痛、胆绞痛、输尿管结石、自主神经功能紊乱。

（5）对耳轮部穴位（图1-8）

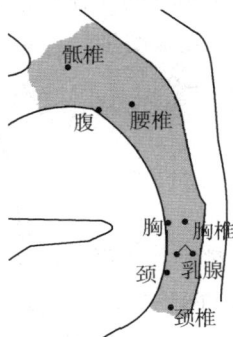

图1-8 对耳轮穴位

【颈椎】

定位：轮屏切迹至对耳轮上、下脚分叉连线的下 1/5 处。

主治：落枕、颈椎综合征。

【胸椎】

定位：对耳轮下 2/5 ~ 3/5。

主治：胸肋痛、乳腺炎、产后缺乳无乳。

【腰椎】

定位：对耳轮上 2/5 处。

主治：腰部疼痛。

【骶椎】

定位：对耳轮上 1/5。

主治：腰骶部痛。

【颈】

定位：颈椎穴前侧、近耳腔沿。

主治：落枕、颈部扭伤、颈部痛。

【胸】

定位：胸椎穴前侧近耳腔沿。

主治：胸肋疼痛、胸闷、乳腺炎。

【腹】

定位：腰椎穴前侧近耳腔沿。

主治：腹痛、腹胀、腹泻、急性腰扭伤。

【乳腺】

定位：对耳轮胸椎段内外两点（在同一水平线上）。

主治：催乳、乳腺炎、乳腺增生。

（6）三角窝穴位（图 1 - 9）

【角窝上】（降压点）

定位：三角窝前上方。

主治：高血压。

【内生殖器】（子宫、精宫、天癸）

定位：三角窝前 1/3 处凹陷处。

主治：痛经、月经不调、白带过

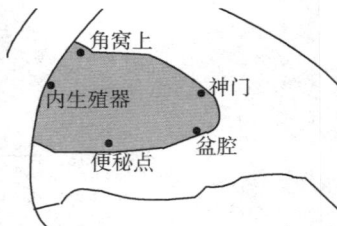

图 1 - 9　三角窝穴位

多、功能性子宫出血、阳痿、遗精、早泄。

【神门】

定位：三角窝内、对耳轮上下脚分叉处稍上方。

主治：失眠、烦躁、多梦、炎症、咳嗽、眩晕、癫痫、高血压、神经衰弱。

【盆腔】

定位：三角窝内、对耳轮上下脚分叉处稍下方。

主治：盆腔炎、附件炎、月经不调、痛经、小腹痛、疝气等。

【便秘点】

定位：对耳轮下脚上缘稍上方，与交感、坐骨神经点成等边三角形。

主治：便秘。

（7）耳屏部穴位（图 1 - 10）

【外耳】

定位：屏上切迹前方近耳轮部。

主治：外耳道炎、中耳炎、耳鸣、耳部冻疮。

【外鼻】（鼻眼净）

定位：耳屏外侧面正中稍前。

主治：鼻炎、鼻前庭炎。

图 1 - 10　耳屏部穴位

【屏尖】

定位：耳屏外侧面上 1/2 隆起平面的后缘处。

主治：发热、炎症、斜视。

【肾上腺】

定位：耳屏下部隆起的后缘处。

主治：低血压、风湿性关节炎、腮腺炎、链霉素中毒、眩晕、哮喘、休克。

【饥点】

定位：外鼻与肾上腺连线中点。

主治：可控制饮食量，治肥胖症、甲亢、神经性多食。

【渴点】

定位：外鼻与屏尖连线中点。

主治：可控制饮水量、治疗糖尿病、尿崩症、神经性多饮。

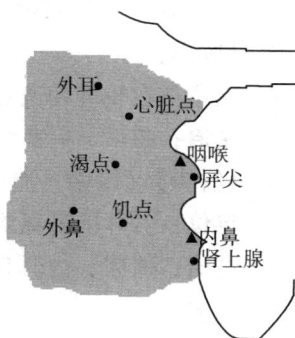

【心脏点】（降率点）

定位：渴点与外耳连线中点。

主治：房颤、心动过速。

【内鼻】

定位：耳屏内侧面下二分之一的中点。

主治：鼻炎、副鼻窦炎、感冒、鼻衄。

【咽喉】

定位：耳屏内侧面上二分之一的中点。

主治：咽喉肿痛、声音嘶哑、扁桃体炎。

（8）对耳屏部穴位（图1-11）

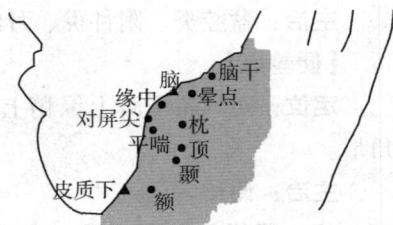

图1-11　对耳屏部穴位

【脑干】

定位：在轮屏切迹处。

主治：眩晕、后头痛、假性近视。

【缘中】（缘中、遗尿点）

定位：对耳屏游离缘上，对屏尖与脑干连线中点。

主治：遗尿、内耳眩晕症、尿崩症、功能性子宫出血、便血、月经过多。

【对屏尖】（腮腺）

定位：对耳屏屏峰尖端。

主治：哮喘、腮腺炎、睾丸炎、附睾炎、神经性皮炎。

【枕】

定位：在对耳屏外侧面外上方上缘中点。

主治：后头痛、失眠、神经衰弱、癫痫。

【颞】（太阳）

定位：在对耳屏外侧中点。

主治：偏头痛、头晕。

【额】

定位：对耳屏外侧面前下方下缘中点。

主治：前头痛、头昏、眩晕。

【顶】

定位：枕穴垂直向下0.15cm。

主治：头顶痛、神经衰弱。

【平喘】

定位：对屏尖穴向外下 0.2cm 处。

主治：咳喘。

【晕点】

定位：对耳屏外侧面外上方，在缘中与枕两穴之间取一点即为晕点，此点与缘中、脑干之间的区域即晕区。

主治：眩晕、后头痛。

【皮质下】

定位：对耳屏内侧面前下方。

主治：痛症、神经衰弱、失眠、多梦、假性近视。

【脑】

定位：对耳屏内侧面后上方。

主治：治疗脑性疾病，脑动脉供血不足，小脑供血失调，多动症，低智儿。

（9）耳轮脚周围部穴位（图 1－12）

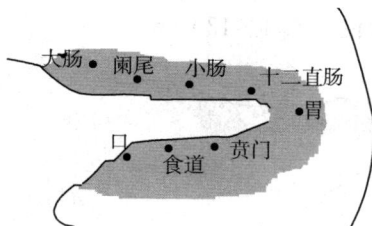

图 1－12　耳轮脚周围穴位

【口】

定位：外耳道口后上方。

主治：面瘫、口腔炎、牙周炎、舌炎、胆囊炎、胆石症、戒断综合征。

【食道】

定位：耳轮脚下方中1/3处。

主治：食管炎、食管痉挛。

【贲门】

定位：在耳轮脚下方后1/3处。

主治：贲门痉挛、神经性呕吐。

【胃】

定位：在耳轮脚消失处。

主治：胃炎、胃溃疡、胃痉挛、消化不良、恶心呕吐、失眠、牙痛、前额痛。

【十二指肠】

定位：耳轮脚上方的后 1/3 处。

主治：十二指肠溃疡、幽门痉挛、胆道疾病、腹泻、腹痛。

【小肠】

定位：耳轮脚上方的中 1/3 处。

主治：消化不良、腹痛、腹泻、腹胀、心动过速。

【大肠】（结肠、血基点）

定位：耳轮脚上方向前 1/3 处。

主治：腹泻、便秘、痢疾、痤疮、咳嗽。

【阑尾】

定位：大、小肠两穴之间。

主治：慢性阑尾炎、单纯性阑尾炎、腹泻。

（10）**耳甲艇穴位**（图 1 – 13）

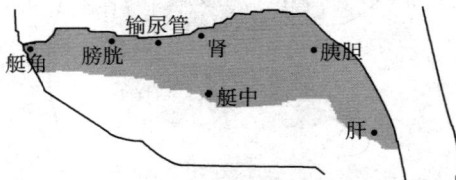

图 1 – 13　耳甲艇部穴位

【肾】

定位：对耳轮上下脚分叉处直下方的耳甲艇处。

主治：腰痛、耳鸣、失眠、眩晕、神经衰弱、肾盂肾炎、遗尿、哮喘、月经不调、遗精、阳痿、早泄等。

【膀胱】

定位：前列腺后 1/3 与肾前 2/3 交界处。

主治：遗尿、尿频、尿急、尿潴留、腰痛、坐骨神经痛、后头痛。

【输尿管】

定位：肾与膀胱两穴之间。

主治：输尿管结石绞痛。

【艇角】（前列腺）

定位： 耳甲艇前上角。

主治： 前列腺炎、前列腺肥大、尿路感染、性功能障碍。

【胰胆】

定位： 肝、肾两穴之间，左耳为胰、右耳为胆。

主治： 胆管炎、胆石症、胆道蛔虫症、胰腺炎、中耳炎、耳鸣、听力减退、偏头痛、疟疾、带状疱疹。

【肝】

定位： 耳甲艇部后下方。

主治： 胁痛、眩晕、经前期紧张症、更年期综合征、月经不调、痛经、高血压、目疾、疟疾。

【艇中】（脐周）

定位： 耳甲艇中央。

主治： 腹胀、腹痛。

（11）耳甲腔穴位（图1－14）

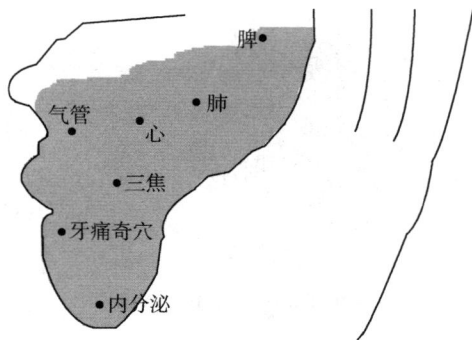

图1－14　耳甲腔穴位

【心】

定位： 耳甲腔中心凹陷处。

主治： 心动过速、心律不齐、心绞痛、无脉症、神经衰弱、癔病、失眠、多梦、癫狂、口舌生疮、多汗、盗汗等。

【肺】

定位： 耳甲腔中心凹陷处周围。

主治： 呼吸系统疾病、感冒、皮肤瘙痒症、荨麻疹、便秘、戒断综合征。

【气管】

定位：外耳道口与心穴之间。

主治：哮喘、支气管炎。

【脾】

定位：耳甲腔的后上方。

主治：消化不良、腹泻、腹痛、便秘、胃痛、口腔炎、崩漏、带下过多、梅尼埃病。

【内分泌】

定位：耳甲腔底部、屏间切迹内 0.5cm 处。

主治：月经不调、痛经、更年期综合征、痤疮、间日疟、甲状腺功能减退症或亢进症。

【三焦】

定位：在外耳门后下，肺区与内分泌区之间。

主治：便秘、腹胀、浮肿、上肢外侧疼痛。

(12) 耳垂穴位（图 1－15）

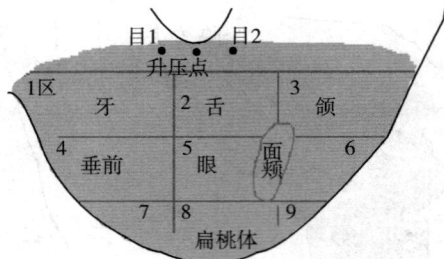

图 1－15　耳垂穴位

【目1】（青光）

定位：屏间切迹前下方。

主治：青光眼、假性近视、麦粒肿。

【目2】（散光）

定位：屏间切迹后下方。

主治：青光眼、假性近视、麦粒肿。

【升压点】

定位：屏间切迹外下方。

主治：低血压。

【牙】（拔牙麻醉点、牙痛点，升压点）

定位：耳垂 1 区。

主治：牙痛、牙周炎、低血压。

【舌】

定位：耳垂 2 区。

主治：舌炎、口腔炎。

【颌】

定位：耳垂 3 区。

主治：牙痛、颞颌关节功能紊乱。

【垂前】（拔牙麻醉点、神经衰弱点）

定位：耳垂 4 区。

主治：牙痛、牙周炎、神经衰弱，可用于拔牙麻醉。

【眼】

定位：耳垂 5 区。

主治：目赤肿痛、麦粒肿、电光性眼炎、假性近视。

【内耳】

定位：耳垂 6 区。

主治：耳鸣、听力减退、耳源性眩晕、中耳炎。

【面颊】

定位：在耳垂 3、5、6 区交界周围。

主治：面瘫、三叉神经痛、面肌痉挛、痤疮、扁平疣、腮腺炎。

【扁桃体】（扁桃体 4）

定位：耳垂 8 区。

主治：扁桃体炎、咽炎。

(13) 耳背部穴位（图 1 – 16）

【上耳根】（郁中、脊髓）

定位：耳根最上缘。

主治：鼻衄。

【中耳根】（耳迷根）

定位：耳背与乳突交界根部、耳轮脚对应处。

主治：胆囊炎、胆石症、胆道蛔虫、腹痛、腹泻、鼻塞、心动

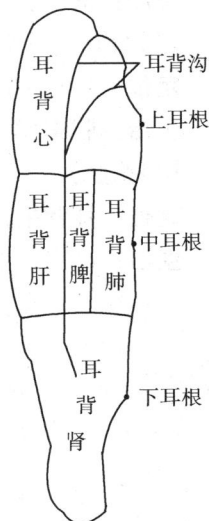

图 1 – 16　耳背部穴位

23

过速。

【下耳根】

定位：耳垂与面颊交界处。

主治：头痛、牙痛、咽喉痛、哮喘、低血压、下肢瘫痪、小儿麻痹后遗症。

【耳背沟】（降压沟）

定位：对耳轮的上下脚及对耳轮的耳廓背面呈"Y"形凹陷处。

主治：高血压、皮肤瘙痒症。

【耳背心】

定位：在耳背上部。

主治：心悸、失眠、多梦。

【耳背脾】

定位：耳背中部。

主治：胃痛、消化不良、食欲不振。

【耳背肾】

定位：耳背下部。

主治：头晕、头痛、神经衰弱。

【耳背肝】

定位：耳背中部外侧。

主治：胆囊炎、胆石症、胁痛。

【耳背肺】

定位：耳背中部内侧。

主治：哮喘，皮肤瘙痒症。

耳针治疗急症案例

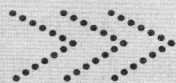

一、内科疾病

（一）癃闭

癃闭案一　（输卵管结扎术引起）

【病案】王某某，女，25 岁，住某医院病人，1983 年 4 月 25 日就诊。

主诉：术后尿闭 2 天。

两天前患者做输卵管结扎术，术后小便点滴不通，尿意紧迫，欲尿不能，小腹胀满疼痛，难以忍受，口干不欲饮，大便秘结，遂邀余治疗。

诊见：患者卧床，痛苦面容，精神萎靡不振，小腹隆起如球形，舌苔白、根黄厚，脉滑而数。

【诊断】癃闭。

【辨证】术后伤及肾和膀胱气机，致湿热蕴结下焦。

【治则】调节肾与膀胱气化功能以治本，疏通下焦湿热蕴结之邪以治标。

【治疗】取耳穴：肾、膀胱、交感、皮质下、便秘点（图2 – 1）。

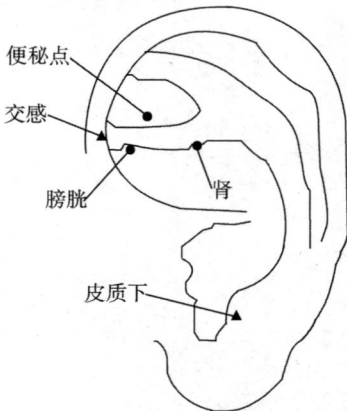

图 2 – 1　治疗癃闭（输卵管结扎术引起）穴位图

除便秘点、皮质下以寸针斜刺外，余穴均施直刺法，留针30分钟拔针，每隔5分钟行针一次，均用泻法。

【疗效】起针后约10分钟，小便顺利解下，腹部胀消痛止，次日便秘已除，病告愈。

【按语】术后影响肾与膀胱正常功能，肾主二便，肾功能受损，则膀胱气化功能不利，导致湿热蕴结，水道受阻而致尿闭。故治疗取肾与膀胱可调节二者之功能，使其气化复常，湿热得解，水道得通，癃闭可除。

皮质下与交感二穴可调节大脑皮层功能和自主神经功能紊乱，使膀胱舒缩功能正常而促进病愈。同时便秘点与交感二穴为伍是直接通利大便之要穴。总之诸穴为伍，癃闭得愈，伴随便秘之疾可除。

癃闭案二 （骨盆骨折引起）

【病案】李某某，男，31岁，住骨伤科病房，2001年7月5日就诊。

主诉：尿闭1个月不能自主解下。

1个月前不慎骨盆骨折，骨折后住进我院骨伤科病房，按骨科常规给予治疗。情况一切顺利，惟有骨折后即发生尿闭，欲尿不能，只有行导尿术，方可解除尿闭之苦。1个月来尿闭之症使患者甚感痛苦。

诊见：神志清楚，精神欠佳，拔掉导尿管已4小时，仍见尿闭，但见小腹胀大，膀胱充满尿液。

【诊断】癃闭（骨盆骨折引起）。

【辨证】骨盆骨折损伤肾气，肾气不足，膀胱气化不利。

【治则】补肾益气，通利小便。

【治疗】取耳穴：肾、膀胱、交感、皮质下、腹（图2-2）。

常规消毒后，针刺穴位，除腹、皮质下用斜刺给予泻法，余穴均以直刺泻法，留针1小时，每10分钟左右捻转行针1次。

【疗效】拔针后10分钟左右小便自行解下，告愈。

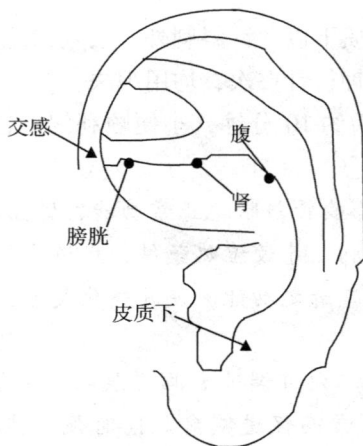

图 2 - 2 治疗癃闭（骨盆骨折引起）穴位图

【按语】本案由于骨盆骨折有伤肾气，肾主骨生髓，又司二便，故取之，膀胱主气化与肾相表里，共奏补益肾气，调理膀胱气化，是治癃闭之证必用；皮质下与交感可调节自主神经功能，又可加强膀胱舒缩能力而及时解除尿闭，取腹为相应部位取穴。

癃闭案三 （股骨骨折后引起）

【病案】马某某，女，32 岁，农民，1996 年 11 月 13 日初诊。

主诉：近 20 天小便不通。

于 10 月 26 日从丈余高树上掉下，致右股骨骨折，骨折后即小便不通，因小便不下，一直靠导尿以救其急。

诊见：患者卧床，骨折已给予固定术，并让其在扎针前一个多小时把导尿管拔掉，观其舌质暗，苔白厚，脉沉紧。

【诊断】癃闭（股骨骨折引起）。

【辨证】气血瘀滞，膀胱气化失司。

【治则】活血化瘀，补肾以助膀胱气化。

【治疗】取耳穴：膀胱、肾、交感、心、肺、脾（图 2 - 3）。

常规耳穴消毒后，以寸针针刺以上诸穴，给予泻法，每 5 分钟捻转引针一次，留针 50 分钟。

【疗效】针后约 0.5 小时，已能尿下，便通病愈。

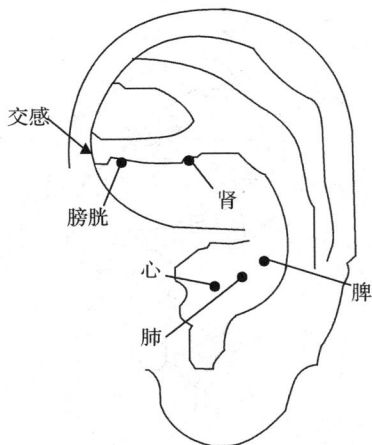

图2－3　治疗癃闭（股骨骨折引起）穴位图

【按语】取耳穴：肾、膀胱可补肾以助膀胱化气行水，交感可促进膀胱舒缩功能以消除排尿异常，心、肺、脾可调理气血，能使骨折后气血瘀滞得以缓解，改善骨折局部微循环，促进骨折加速愈合。

癃闭案四　（前列腺增生引起）

【病案】马某某，男，85岁，农民，1996年7月22日初诊。

主诉：尿闭10余天。

病始于8年前，当时仅尿次增多，入夜加重，以至于进行性排尿困难，尿线变细，尿后余沥不尽，直到10余天前欲尿不能，点滴不下，急送县医院以尿管导尿以救其急。县医院本打算给予手术治疗，但患者年老体弱，又有心脏病，不能开刀，就保守治疗12天，每天输液服药（药物不详），但尿闭仍存，甚感痛苦，经他人介绍来我院治疗。

诊见：神志清，精神疲惫，时作呻吟，小腹胀满如鼓，欲尿不能，痛苦面容，舌苔薄白，脉沉。

【诊断】癃闭（前列腺增生引起）。

【辨证】肾脾两虚，肝郁气滞。

【治则】固肾健脾，解郁理气。

【治疗】取耳穴：肾、脾、肝、盆腔、前列腺、膀胱、缘中、交感（图2－4）。

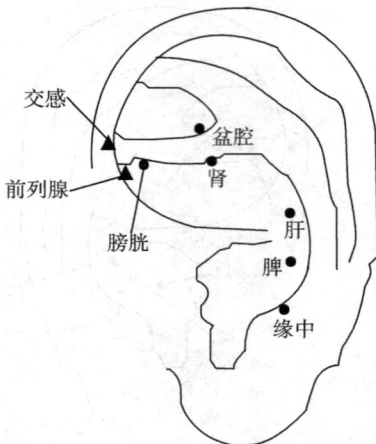

图 2-4　治疗癃闭（前列腺增生引起）穴位图

　　耳廓常规消毒，以寸针刺入以上各穴，平补平泻手法，每 5 分钟捻转行针一次，留针 40 分钟。

　　【疗效】用上法连针 2 天（每天 1 次），小便可自行解下，但仍觉有排尿困难感，又连针 3 天，小便困难缓解，针至 1 个疗程（10 次）症状消失，休息 5 天后又巩固治疗 1 个疗程，告临床痊愈，一年后随访，疗效巩固。

　　【按语】前列腺增生病（中医称癃闭），是男性老年人多发病。老年人，年老体衰，肾气不足，气化失司，加之后天脾气不健，运化无力，肝郁气滞，气血不畅，使阴阳失调，瘀浊成积而致本病。故治本病应固肾健脾，解郁理气，调和阴阳，达到脏腑健则气化功能旺，气化功能旺就会使瘀散浊清，达到新的阴阳气血平衡，其病自愈。

　　因此治疗取肾、脾、肝三者以调补先后天之本，又能理气化浊，使气化有权，气血畅行，有扶正祛邪之意。取盆腔与前列腺可直达病所，以祛瘀浊之邪；取膀胱可清利下焦州都之官，起祛邪以安正之功；取缘中和交感，可有治泌尿系失调的协助作用。总之，祛邪与扶正同步进行治疗，使疗效尚属满意。

　　癃闭案五　（隐睾术后引起）

　　【病案】杜某某，男，4 岁，于 2003 年 4 月 8 日就诊。
　　主诉：术后尿闭 5 小时。

小儿上午 11 点右侧隐睾术后欲尿不能，5 小时后仍不能小便，小腹胀起不适。家人焦急，护理人员用温水袋外敷，又以倒水声引导排尿，都无济于事，故邀余前往治疗。

诊见： 患儿卧床，小腹胀满，欲尿而点滴不下。

【诊断】 癃闭（隐睾术后引起）。

【辨证】 术后伤及肾与膀胱的气化行水功能。

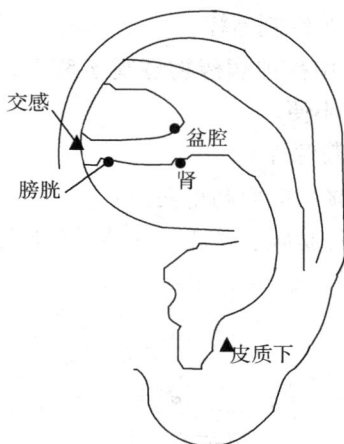

图 2-5　治疗癃闭（隐睾术后引起闭尿）穴位图

【治则】 调节肾与膀胱功能。

【治疗】 取耳穴：肾、膀胱、盆腔、皮质下、交感（图 2-5）。常规贴压耳穴，贴后当即以适当力量给予按压。

【疗效】 贴耳穴后，当即给予按压约 1 分钟，小儿闭目欲睡。笔者对其父说："让小儿睡吧，醒后小便可能会解下。" 30 分钟后病房巡视，见患儿床下尿流一大片，方知小儿贴后约 20 分钟即顺利解下小便，患儿小腹平软，安卧于床上，病告痊愈。

【按语】 该患者是由于隐睾术后伤及肾与膀胱之功能而形成尿潴留，故在治疗方面应补肾。因肾主水，可治泌尿系之病变，肾健则可助膀胱气化功能，故加取膀胱更为合拍，二者功能正常，并发挥协调作用以利病愈；取皮质下与交感可调节大脑皮层与自主神经功能，使膀胱舒缩功能恢复正常，以利排尿；盆腔为相应部位取穴。

由于穴位配伍恰当，又给予及时按压治疗，故获满意疗效。

癃闭案六 （药源性）

【病案】曲某某，女，27 岁，住精神病房，1988 年 5 月 17 日初诊。

主诉：尿闭 2 天。

因精神分裂症住院已 5 天，近两天来尿闭点滴不下，插导尿管病人不合作，病房邀余针刺治疗。

诊见：患者因服用精神病药物昏睡于床上，神识恍惚，答问不清，小腹胀大，不能小便。

【诊断】癃闭（药源性）。

【辨证】调理膀胱功能而利小便。

【治疗】取耳穴：膀胱、盆腔、交感、皮质下（图 2－6）。

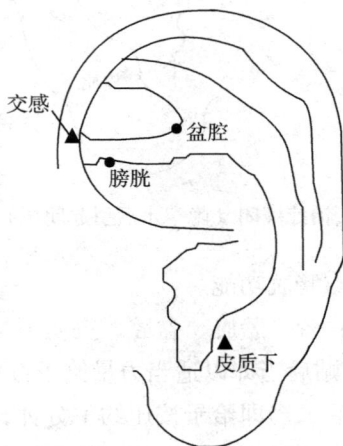

图 2－6　治疗癃闭（药源性）穴位图

除皮质下和盆腔斜刺外，其他均直刺，留针 30 分钟，每 5～7 分钟捻转行针一次，均给予强刺激泻法。

【疗效】起针后 1.5 小时，小便自动解下甚多，观察 10 数天，无异常变化，小便正常，癃闭告愈。

【按语】该癃闭患者主要是使用抗精神病药物吩噻嗪类及丁酰苯类等后，致使交感神经和副交感神经对膀胱的制约功能发生障碍，引起尿闭。故取交感起着对交感和副交感神经双向调节功能，从而对膀胱起调节作用，使其功能趋向正常，膀胱、盆腔为相应部位取穴，取皮质下能促使排尿中枢发挥作用，起治愈疾病的目的。

治此类病仅2例，均在针后1.5~3小时达病愈。

癃闭案七　（产后引起）

【病案】赵某某，女，23岁，1985年5月18日就诊。

主诉：不能自行排尿已15小时。

于15小时前患者顺产一男婴，产后一直不能自行排尿，有尿意而点滴不通，下腹急剧不适，甚感痛苦，故邀余前去治疗。

诊见：患者卧位，面色少华，精神欠佳，痛苦面容，下腹胀满膨起，明显是膀胱潴尿。舌淡，苔薄白，脉缓。

【诊断】癃闭（产后引起）。

【辨证】产后气血亏，脾、肺、肾三脏俱虚而致三焦功能不健，膀胱气化不利，水道不通之故。

【治则】调补脾、肺、肾，宣上通下以救急。

【治疗】取耳穴：脾、肺、肾、膀胱、盆腔、尿道（图2-7）。

先于耳穴常规消毒，然后取寸针刺入所取各穴，留针30分钟用平补平泻手法，每3分钟捻转行针1次。

【疗效】在留针治疗期间，约针后25分钟，针未拔，患者欲解小便，随由其家属协助下床，顺利小解，小解后患者当即感受到腹胀消失，痛苦已除。

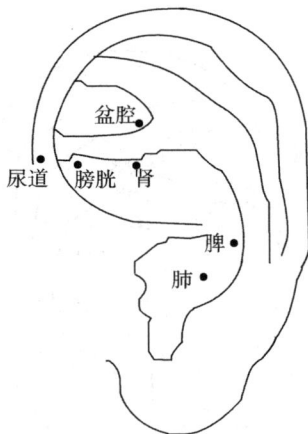

图2-7　治疗癃闭（产后引起）穴位图

【按语】《素问》云："膀胱者，州都之官，津液藏焉，气化则能出矣。"产妇生育，惊恐憋气用力，加之失血，致使产后气血两损，肺、脾、肾三脏俱虚，形成气化无权，影响膀胱气化功能，水道不利而成尿闭之势。故在治疗上，不能一味通下，必采取宣上通下法。取肺与膀胱者即为此意，所谓上窍通下窍利，气化行，水道自通；同时取脾穴可以补益中气；取肾又可强肾化气，有利水通利之功；取盆腔和尿道加强疏导行水之通路，从而速获病愈。

癃闭案八　（前列腺增生引起）

【病案】任某某，男，69 岁，退休教师，1995 年 12 月 14 日初诊。

主诉：尿频、排尿困难已 6 年。

患者 6 年前开始尿频，后渐加重，现在排尿困难，小便细短而频，尿后滴沥不尽，有尿不尽感，夜晚尿更频，每夜可达 12～21 次之多，无宁睡之时，甚感痛楚，遂来就诊。

诊见：体瘦，神志清，精神欠佳，面带难言之苦，苔白而薄，脉沉而无力，经 B 超检查，诊断为前列腺增生。

【诊断】癃闭（前列腺增生引起）。

【辨证】肾亏脾弱，气化失司。

【治则】补肾健脾，解郁理气。

【治疗】取耳穴：肾、膀胱、前列腺、肝、脾、缘中、交感、盆腔（图 2 - 8）。

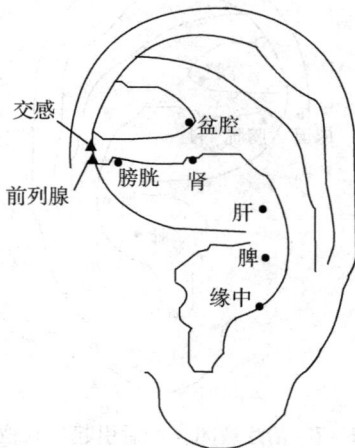

图 2 - 8　治疗癃闭（前列腺增生引起）穴位图

耳廓常规消毒，以寸针刺入以上各穴，以平补平泻手法，每5分钟捻转引针1次，留针40分钟。

【疗效】次日复诊：患者自述，夜尿由原来的20次左右减少到3次，如法续针1次，第三日复诊，夜来仅小便2次，令患者再巩固治疗1次，患者因有急事而回家，半年后随访，疗效巩固。

【按语】《简明中医辞典》云："癃闭，病证名。出《素问·五常政论》。又名癃，闭癃。指排尿困难，点滴而下，甚则闭塞不通的病证。本证可见于各种原因引起的尿潴留。该例是由前列腺增生引起的癃闭证。本证轻者名癃，指小便频数，日数十次，甚者点滴而下，重者为闭，小便闭而不通，点滴不下而成尿潴留，二者由于密切连带出现，故常通称癃闭证。"

本病是男性老年人多发病，老年人年老体衰，肾气不足，气化失司，加之后天脾气不健，运化无力，肝郁气滞，气血不畅，使阴阳失调，瘀浊成积而致本病。故治本病应固肾健脾，解郁理气，调和阴阳，达到脏腑健则气化功能旺，气化功能旺，就会使瘀散浊清，达到新的阴阳气血平衡，其病自愈。

因此治疗取肾、脾、肝三者以调先后天之本，又能理气化浊，使气化有权，气血畅行，有扶正祛邪之意，取盆腔与前列腺为伍可直达病所以祛瘀浊之邪，取膀胱可清利下焦之邪，起祛邪以安正。取缘中和交感有调治泌尿系失调之弊。

总之，以耳针疗法，把祛邪与扶正同步进行治其病，疗效尚属满意。

【后记】该例患者因当时针刺次数太少，2年后病又复发，直到2004年年初发生尿潴留而行手术治疗，特此说明，也提示针灸治此病须要多次，甚或几个疗程才可达到治愈。

（二）疼痛症

输尿管结石绞痛

【病案】张某某，男，53岁，1984年2月24日初诊。

主诉：尿频、尿急、灼热刺痛5天。

患者于1984年2月19日发生尿频、尿急、灼热刺痛、肾区绞痛，下腹呈阵发性剧痛，每次疼痛持续1小时左右，疼痛向阴部放射，痛甚则坐卧不安，辗转不宁，夜不能眠，饮食锐减，大便4日未解，发病当日即送县医院，经输液、注射止痛针剂、服止痛药、药物足三里穴注射，又服中药4剂（中西药均不详）诸症均不减，痛苦不止。后于2月24日转当地部队医院X线拍片所示：右输尿管上1/3处有一块结石（0.4cm×0.6cm）阴影，当日下午2点20分患者被转入我院住院治疗。

诊见： 神清、体胖、精神不佳、痛苦面容，病人在病床上坐卧不安，辗转不宁，痛的头汗如珠，呻吟嚎叫，呐喊痛苦，呼吸气息略粗，面色赤红。查脉弦而有力，观舌红苔黄腻。

【诊断】 输尿管结石绞痛。

【辨证】 湿热郁滞下焦。

【治则】 清利下焦湿热，理气止痛排石。

【治疗】 取耳穴：肾、输尿管、膀胱、交感、便秘点、腰、腹（图2-9）。

用1寸毫针，对准以上穴位刺入，除腰、腹、便秘点斜刺外，其他均可直刺，并施以强刺激泻法。

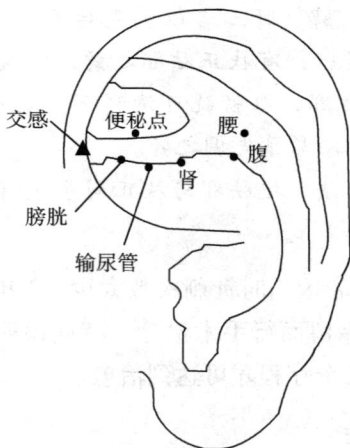

图2-9　治疗输尿管结石穴位图

【疗效】 针刺后，疼痛立止，诸症缓解。次日复诊患者云："昨日针后大便已行，痛已减轻，可今日疼又作。"同上法取穴治疗，当针一扎上，疼痛立刻消失。

由于患者疑耳针不能排石，笔者治此病心中无数，故遵患者到洛阳市医院手术治疗的决定。因路远（五百多里）怕痛不可忍，恳求不拔针，带针上路，一路未痛，到洛阳拔掉耳针又开始痛，且欲解小便，随即排出结石一块，疼痛顿时缓解，痛止心舒。拍片所示：输尿管结石已消失，病告痊愈。

【按语】（1）该患者平日嗜食辛辣，素体肥胖多热，合湿热之邪下注，尿液煎熬，浊质结成砂石，砂石阻塞尿路，气滞热郁，因而尿频、尿急、尿痛等症丛生，且痛势波及腰腹。致肾区绞痛伴下腹剧痛。

（2）取穴依据：肾、膀胱可清利下焦湿热，以止痛排石；输尿管、腰、腹为相应部位取穴，亦有止痛排石作用；交感、便秘点二穴合用，通便秘除内在之热邪，在泄热邪推粪便外出的情况下，以利于结石的排出；同时交感可缓解内脏平滑肌痉挛，对内脏有解痉镇痛作用，故必取此穴。

（3）治疗输尿管结石也可配合中药，发挥针与药协同作用的特长。

本人首次遇此情况，又遵从患者的意见，故未加用中药。

肾结石绞痛

【病案】郭某某，男，48岁，汽车司机，1989年10月12日初诊。

主诉：阵发性腰部疼痛一天半。

一天半前出现右侧腰部痛，疼痛剧烈难忍，并放射至大腿内侧痛，由于剧痛引起患者辗转不安，大汗出，时有恶心呕吐之势，但未呕出，在其他医院检查确诊为肾结石。

诊见：患者不时呻吟，右肾区压痛、叩击痛明显，腹部平软，尿常规检查镜下血尿，B超显示右肾结石大小为 0.6cm×0.7cm。

【诊断】肾结石绞痛。

【辨证】湿热下注，气机受阻。

【治疗】（1）取耳穴：肾、膀胱、输尿管、交感、神门、腰在耳廓的相应部位（图2-10）。

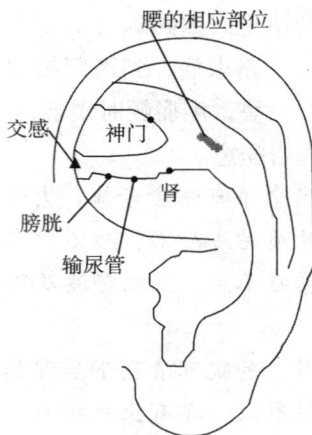

图 2－10　治疗肾结石绞痛穴位图

常规消毒耳廓，找准肾穴压痛点，进行针刺，然后在耳廓相应部位进行斜刺，其他穴均直刺。用强刺激手法，每5分钟捻转行针1次，留针30分钟。拔针后各穴给予王不留行籽贴压，每天按压5~6次，若发现痛时可随时按压以止痛。

（2）自拟中药"排尿结石方"：金钱草30g，海金沙15g，鸡内金15g，石韦12g，车前子15g，萹蓄10g，瞿麦10g，白芍30g，延胡索15g，牛膝10g。

煎服法：每剂药连煎两汁，滤汁混合分2次服，早晚各服1次。每天服1剂，连服3天。

嘱其服药后1小时左右要多喝水，多活动以利结石下行。

【疗效】经耳穴针刺后疼痛立止，为使止痛持久，拔针后又给予贴压耳穴以代针刺止痛。服3剂药后复诊云："仅在服第三剂时感阵痛较剧外，过后未再痛。"又连服3剂后云："B超检查泌尿系结石已无，知肾结石已排除，病愈。"经14年之久随访疗效巩固。

【按语】（1）取耳穴依据：肾、膀胱二穴可强肾以助膀胱气化通利小便，又可止痛；交感可增强泌尿系器官的舒缩功能，利于结石排出；神门可镇静止痛；相应部位有止痛佳效；输尿管可调理气机，通调水道，利湿热之邪以助排石。总之诸穴为伍，达到气机得调、湿热得除、小便得利、结石得排之目的。

（2）为使肾结石加快排除，故除耳针和贴压耳穴外，又自拟中药排尿结石方。方中金钱草、海金沙、鸡内金可利下焦湿热，通淋排石；石韦、萹蓄、车前子、瞿麦加大清利湿热以助排石；牛膝可活血化瘀，引药下行以利排石；白芍、延胡索、可解痉理气止痛。

由于耳穴疗法与中药同时运用，故取得止痛快、排石快的两快效果。前后服中药 6 剂，耳针 1 次，贴耳穴 1 次而达病愈。

（3）在治疗的同时，应让患者在服药 1 小时左右多饮水，多活动，以助结石下行排出。

（4）若结石大者，可应用体外冲击碎石后，再行上法治疗为妥。

胆结石绞痛

【病案】王某某，女，58 岁，干部，1996 年 5 月 8 日初诊。

主诉：右上腹间断性痛 2 年，加重半天。

2 年前开始因情绪不好出现右肋及胸部痛，继而右上腹不时作痛，曾在西安市某大医院检查确诊为胆结石。因拒手术治疗，在其他医院服中成药利胆排石胶囊及中药汤剂。后经 B 超检查，胆结石仍存，胆囊内有大小不等的多个光团，最大直径约 1.3cm。近半天上腹呈阵发性绞痛，疼痛难忍，故来就诊。

诊见：身体消瘦，痛苦面容，肝脾未触及，右上腹压痛反跳痛、肌紧张，两目微黄，舌苔黄腻，脉弦紧。

【诊断】胆结石绞痛。

【辨证】肝胆郁滞，湿热瘀阻。

【治则】疏肝理气，通利湿热以排石。

【治疗】（1）取耳穴：胆、肝、腹、交感、神门（图 2 – 11）。

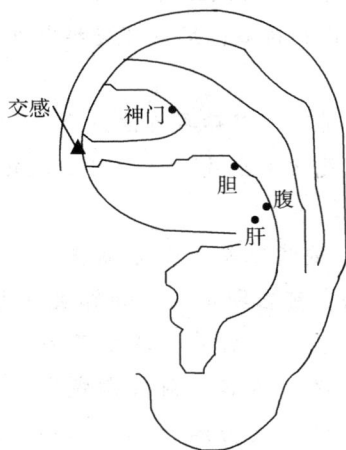

图 2 – 11　治疗胆结石绞痛穴位图

常规贴压耳穴，并立即给予按压以止胆石绞痛，然后要求患者每天按压耳穴 6 次以上。

（2）自拟中药排石汤：

处方：柴胡 12g，白芍 30g，枳实 15g，郁金 15g，金钱草 40g，茵陈 15g，大黄（后下）9g，木香 15g，三棱 10g，莪术 10g，延胡索 15g，金铃子 15g，甘草 5g。

3 剂，每日 1 剂，煎二汁的药液混合后，早晚 2 次分服，以此方不变，后复诊两次，共服 9 剂药。

【疗效】贴耳穴后立即给予按压约 5 分钟左右，胆绞痛停止，嘱回家若遇再痛立即按压耳穴以止痛，若不痛也要每日按压 5~6 次以防绞痛，另带 3 剂中药内服。

5 月 13 日复诊，自觉痛止，食增，取 3 剂中药内服，并以原来所取耳穴换贴一次。

5 月 18 日复诊，精神转佳，一切如常。余得知患者有事到洛阳市去，嘱咐她："这几天情况很好，可顺便到洛阳作 B 超检查看结石是否排除。"并贴耳穴续治。

5 月 25 日来云："在洛阳市作两次 B 超，证实胆结石已排净。"前后共贴耳穴 3 次，服中药 9 剂，达病愈目的。经 5 年观察随访，疗效巩固。

【按语】（1）胆结石取胆为相应部位取穴，可消炎止痛，增强胆囊收缩而排石；由于肝胆相表里，肝主疏泄，二者为伍可理气解郁，清利肝胆湿热，以利排石；交感可缓解内脏平滑肌痉挛以止痛，配合神门与腹止痛更佳。

为使胆结石尽快排下，以贴耳疗法结合自拟中药排石汤，因排石汤有疏肝解郁，理气化瘀止痛，清利肝胆湿热之功效，与耳穴贴压综合治疗疗效看好。

（2）胆结石处于绞痛难忍，十分痛苦的时候，可立即用耳穴贴压办法或耳针办法，可当即止痛。如曾遇一老妇人胆结石绞痛，因年龄太大，又有较重的心脏病，不能开刀，在某院用尽了各种治疗办法不能止其疼痛。后其子前来邀我去治疗，急用此法按压耳穴后立即止痛，故这不失为治疗胆绞痛的一种良法。另外，曾遇山西一妇人路过我县，胆结石发作绞痛剧，笔者用维生素 K_3 针

1 支，注入右耳胆囊穴 0.3ml，药到痛止。止痛之速实令病人称奇。总之胆结石绞痛发作可急用耳穴治疗以止其痛，并配服中药排石为佳。

（3）遇胆石过大，或结石呈饱满型应以手术为宜，若出现绞痛应结合上法较好。

痛 痹

【病案】 郭某某，男，22 岁，1984 年 2 月 16 日初诊。

主诉： 右小腿及脚疼痛 10 余天。

10 余天前因酒醉后卧冰，致右小腿及脚剧痛难忍，昼夜呐喊叫痛不止，痛得头面汗出如珠，不能入眠。遂入某县级医院住院治疗 10 天，曾在住院期间服去痛片、安乃近、泼尼松、维生素 B₁ 片，肌注复方氨苄西林、阿尼利定、派替啶针剂，用普鲁卡因穴封，用抗菌药物输液，服中药（药物不详），多方进行治疗数天均无效果，无缓解疼痛，家属情急之中邀我往诊一试。

诊见： 患者神志清，精神差，唇青面白无华，卧于病床呐喊声不绝于耳，患肢及患脚皮色不变，不肿不变形，以手轻触患肢皮肤则痛而呐喊，拒绝触摸，并要求速给予针刺止痛。如此剧痛，实属罕见，观其舌薄白，查其脉沉紧。

【诊断】 痛痹。

【辨证】 寒客肢体，致肢体经络气血不通。

【治则】 温通经络气血，以达"通则不痛"之目的。

【治疗】 取耳穴：脾、肺、心、交感、神门、皮质下、下肢相应部位（图 2 - 12）。

常规消毒，下肢相应部位给予埋针，胶布固定，皮质下斜刺，其他诸穴直刺，10 分钟行针 1 次，给予平补平泻手法，留针 1.5 小时拔针。

【疗效】 针后当晚痛大减，且能入睡 4 小时，后改用耳针连针 7 天（每天 1 次，每次留针 1 小时），难忍疼痛之急症已除，可以下地行走，惟少觉有痛，以温阳活血通络之中药以善其后而愈。

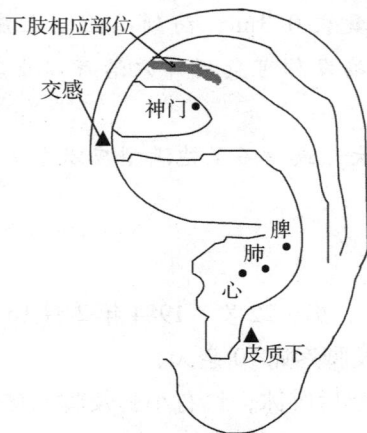

图 2 – 12　治疗痛痹穴位图

【按语】（1）本例痛痹，剧痛呐喊，痛得汗出如珠，整夜不眠，不能行走，手触摸即痛不可忍，多方治疗无效，此难治痛痹实属罕见，采用耳针活血通络止痛佐以镇静为法，收效满意。

（2）取穴依据：下肢相应部位，可温经通络活气血止痛，有如中药方剂的引经药，可直达病所，治局部病变止痛有良效。

心、肺、脾：由于本例酒醉卧冰，冰冻积寒之邪侵致肢体顽痛不可忍，必须按照"痛则不通，通则不痛"的原则以救其急，故所取三穴者，使主气之肺、主血之心、主四肢统血脉，又能振奋中阳之气的脾合力相加，强心通血脉，使经络气血得通，中阳之气四布，以利痛痹之疾速除。

皮质下、交感：可调节神经功能以止痛。

神门：止痛有良效，与皮质下、心为伍又有良好的镇静安神之功。

以上诸穴治疗共奏温经通络、镇静安神之效，使疼痛之顽疾得以消除。

胸　痹

【病案】袁某，女，64 岁，老干部，1988 年 6 月 18 日就诊。

主诉：胸痛憋气 3 天。

3 天前因劳累，当即发生胸憋气闷，心前区痛连左肩臂，住在县某医院多方治疗效果不显，虽用硝酸甘油含化，口服硝苯地平等药治疗，仅缓解一时，随即绞痛如故，每日三四次发作。其家属邀余前往他院给予针治。

诊见：神志欠清，焦虑面容，喘而汗出，头面汗出尤甚，有气无力的呻吟胸痛，喉中痰鸣难出，并了解胸憋闷疼痛如上所述，查其舌淡苔腻，脉弦滑。

【诊断】胸痹。

【辨证】气虚血瘀，痰湿阻滞。

【治则】强心气，理血脉，通阳气，祛痰湿。

【治疗】取耳穴：心、肝、肺、脾、交感、皮质下、胸、心脏点（图2-13）。

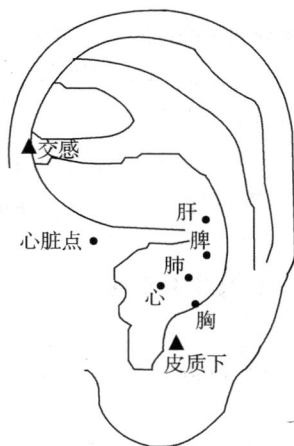

图2-13　治疗胸痹穴位图

常规进行耳廓消毒后，各穴均采用寸针直刺，惟皮质下、胸平刺，每5分钟左右捻转给予平补平泻手法行针1次，留针1小时。

【疗效】针后给予行针，约3分钟，患者面部气色好转，自述胸闷气急喘憋疼痛已消，当天下午已能进饮食，当夜已能入睡，次日观察病情稳定，第三日病人要求带药出院。

【按语】（1）取穴治该病依据：心主血脉，刺激心穴，提高心肌功能，可改善心肌缺血缺氧状态；肺主气、脾统血，又能利痰湿而振奋阳气，二者与心为伍，使气行血亦行，气血旺盛，心血循环改善，心肌自然得养；交感既可调节血管舒缩功能，又是内脏止痛要穴；皮质下对心血管系统疾病有良好调节作用，加之相应部位的胸穴共奏理气血止痛良效；肝可舒达气机以止痛，又是调节血量所必须，取心脏点可调节心律。以上诸穴相配起到了强心理血脉，通阳祛痰湿的作用，使气血通、阳气振，达到"阴平阳秘"，故胸痛自除。

（2）耳穴治冠心病，改善心绞痛症状疗效甚佳，但在缓解期仍须配合中西药为宜。不能仅靠耳穴治疗。若在缓解期为减少患者针刺耳穴的痛感，可以用贴压耳穴法代为治疗。曾治疗县城西关一老妇患心绞痛，给予贴耳穴治疗。几次贴压后，她不用常年服冠心苏合香丸来控制冠心病。

术后腿痛

【病案】莫某某，男，24岁，1996年5月30日初诊。

主诉：右下肢痛10余天。

患者10余天前因患急性阑尾炎在他院做手术，术前两下肢未发现异常，术后引起右下肢痛，以小腿痛为甚，活动受限，在他院治疗1周未见起色，故来我诊室就诊。

诊见：术后刀口愈合良好，右小腿伸屈活动痛甚，不能单独行走，腿皮色正常，手按压有痛感。舌苔白，脉沉紧。

【诊断】术后腿痛。

【辨证】术后伤及气血致经络不通。

【治则】调气血通经络。

【治疗】取耳穴：痛在耳部的相应部位，心、肺、肝、脾、神门（图2-14）。

常规贴压耳穴，贴后给予按压，并嘱患者每天按压6次，每次2分钟左右。

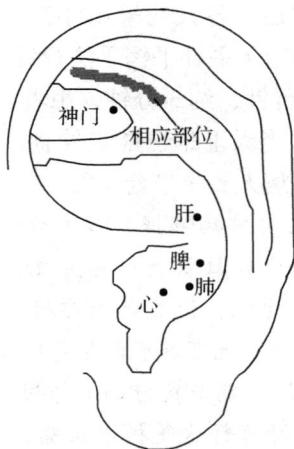

图2-14 治疗术后腿痛穴位图

【疗效】贴压耳穴后，经给予片刻按压，自己可单独在诊室来回走动，仅觉右小腿不适，但亦不觉痛，家人与围观者为之欣喜叫好。嘱其5天后再来，如法贴压一次以巩固疗效为宜。

【按语】此案乃属术后气血经络失和，故必调其气血，通其经络，达"通则不痛"的目的。

取耳穴依据：痛在耳廓的相应部位，可调节病变部位的功能以止痛，心主血、肺主气、脾统血又主四肢，肝主筋又可疏达气机，诸穴用之可调气血通经络以止痛，神门意在镇静止痛，诸穴合用达到理想疗效。

急性腹痛

【病案】曾某某，女，42岁，农民，1998年1月18日初诊。

主诉：腹痛已半天。

患者上午发生不明原因满腹剧痛，下腹尤甚，痛连腰背，持续疼痛不止，阵发性加剧。某乡中心医院会诊排除胃穿孔、宫外孕，但造成满腹痛的病因不明。会诊最后决定：①可转到县医院诊治。②不转院可进行剖腹探查。征求病家意见，病家考虑，若转院雪天路滑，山路遥远，危险太大，病人又拒绝剖腹探查。适逢我有事在该院，该院荀医生邀我去治疗。

诊见：病人卧床，呻吟不止，满腹剧痛胀满，下腹尤甚，腹部按压均有痛感，问其大便，2日未解，小便少，舌红苔厚，脉弦有力。

【诊断】急性腹痛。

【辨证】气滞有瘀。

【治则】理气止痛。

【治疗】（1）取耳穴：腹（包括上下腹）、肝、脾、交感、便秘点、艇中（图2-15）。

常规消毒，除腹和便秘点平刺外，其余均直刺，行强刺泻法，留针40分钟，每5分钟捻转行针1次。

（2）自拟中药方四逆散加味：柴胡10g，白芍30g，枳实15g，郁金15g，延胡索15g，木香12g，川楝子15g，三棱12g，莪术12g，大黄5g，青皮12g，甘草5g。

【疗效】针后15分钟腹痛渐缓，30分钟后剧痛基本消失，结合当晚中药煎服 2 次，次晨便通、痛止、食增，病愈。

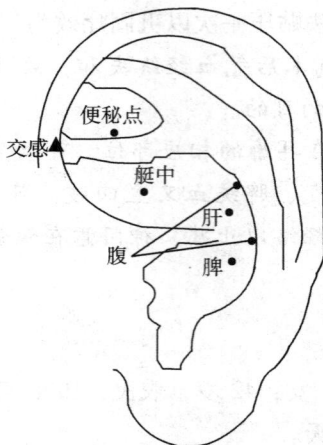

图 2-15　治疗急性腹痛穴位图

【按语】本案剧烈绞痛，中医认为有滞、有瘀，加之腑气不通，故取耳穴肝可疏理气机以消郁滞；交感、便秘点、艇中为伍，可调肠胃功能以通腑气治瘀阻，又有通便秘之特效；腹乃相应部位取穴，可调其功能又能止痛；脾可调肠胃助消化。

用中药四逆散合郁金以疏肝理气。其中白芍量大除解痉止痛外，又有通便之功；大黄量小可清在内之积热，又助白芍；枳实通便尤佳；三棱、莪术破瘀滞祛胀满有显效；延胡索、木香、川楝子、青皮理气止痛；甘草调和诸药。

针药共奏理气解郁破瘀通便止痛之效。避免了西医剖腹探查之苦。

偏头痛

【病案】张某某，女，52 岁，1986 年 3 月 5 日初诊。

主诉：患顽固性偏头痛 2 年，加重月余。

患者 2 年前由于情绪不好，精神紧张引起额右上方痛，甚则连及整个右侧头痛，有时跳痛。每次发作 10 分钟～半小时，甚至半天，缓解时间很短。在某医院诊断为血管神经性头痛，并住院半个多月进行治疗。仅暂时获得缓解，出院不到数日头痛复原。近月余加重，疼痛剧烈，且仍跳痛难耐。每次服头痛粉两包，可获一时止痛，随即发作，今来求治。

诊见：神志清，精神差，舌质红，脉弦而有力。

【诊断】偏头痛。

【辨证】肝胆失和，经络不通。

【治则】疏肝利胆，通经活络。

【治疗】取耳穴：颞、肝、胆、神门、交感（图2-16）。

常规给予贴压耳穴治疗，每天按压6次，如果感到头痛时可随时给予按压。按压觉耳廓有发热感为度。

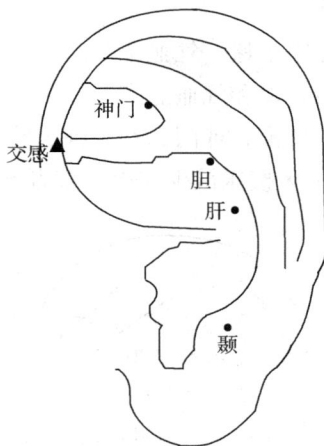

图2-16 治疗偏头痛穴位图

【疗效】贴耳穴的当时就给予按压，头痛立止，5天后如法巩固治疗1次，一年后又来治感冒时问及头痛，答曰："获愈。"

【按语】（1）该例乃肝胆经气失和，经络受阻，郁而有热，多由风热之邪阻滞经络，不通则痛。故取肝、胆二穴以疏通少阳经络之气，使郁滞散、气血通、痛可止；加相应部位和神门、颞（太阳），可镇静止痛；取交感者，使交感神经得到调整，能使血管舒缩功能恢复正常，局部血运改善，痉挛解除，经络疏通，病可速愈。

（2）用贴耳穴办法治偏头痛及一般头痛屡用屡效。若前头痛加额、胃，偏头痛取颞、胆、交感；后头痛加枕、膀胱；头顶痛加顶、肝；全头痛取枕、顶、颞、额等。

（3）若遇特别顽固性血管神经性头痛，用耳穴贴压欠佳者可加用中药方"清伤蠲痛汤"原方加蜈蚣一味，可获良效。

尾骨痛症

【病案】李某某，女，30岁，1991年8月9日初诊。

主诉：尾骨痛两天。

患者两天前骑自行车时不慎跌跤，尾骨受到挫伤，疼痛不能行走，在家卧床不起。今日邀余往诊。

诊见：患者痛楚面容，不能行动，尾骨皮肤无红肿变色及溃烂，局部压痛明显，舌质微有暗斑，脉紧。经拍片所示尾骨无异常。

【诊断】尾骨痛症。

【辨证】跌跤致经络不通，气血不活。

【治则】通经活络，调和气血。

【治疗】取耳穴：骶椎、神门、心、肺、脾、肝（图2－17）。常规贴压耳穴，每天按压最少6次，多者不限。

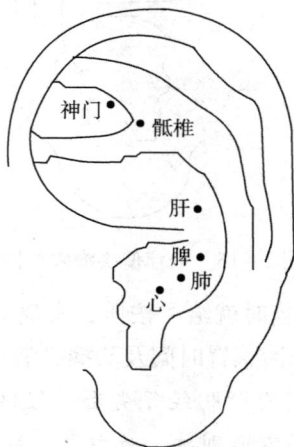

图2－17 治疗尾骨痛症穴位图

【疗效】患者是我的邻居，经耳穴贴压，次日中午看到患者能起床在院内走动，并对我说尾骨痛已消失。嘱其再按压2天以巩固疗效。待2天后，患者对我说痛未再发作。同时在按压耳穴后，本来10余天经血不断之病变也得到治愈，10余年后随访，疗效巩固，经来亦正常。

【按语】由于该例是由跌跤后经络不通、气血不活引起，故治疗

48

以通经活络、调和气血为法。

取穴依据：心主血、肺主气、脾统血、肝可疏理气机，诸穴合用可通经活络，调理气血，有止痛之功；取神门，更有止痛良效；骶椎相应部位之取穴，亦有止痛之效。故获速愈。

背 痛

【病案】聂某某，女，26岁，1993年6月6日初诊。

主诉：右上背痛年余。

一年多前，患者感右上背始痛，时轻时重，从未间断，其公爹是医生，一直给其服中药按痹证治疗（药物不详），服药物不少，但不见疗效，疼痛反加重，实在难受，今日来我科诊治。

诊见：背部色形如常，右臂活动自如，观其双目胆区均有红线向外延伸。查耳穴胆区压痛明显，随确诊为胆囊炎引起背痛。为证实该诊断无误，让其作B超，B超提示胆囊炎无疑。

【诊断】胆囊炎引起右上背痛。

【辨证】胆囊炎病变，放射背痛。

【治则】疏肝利胆，消炎止痛。

【治疗】取耳穴：胆、肝、神门，相应部位（图2-18）。

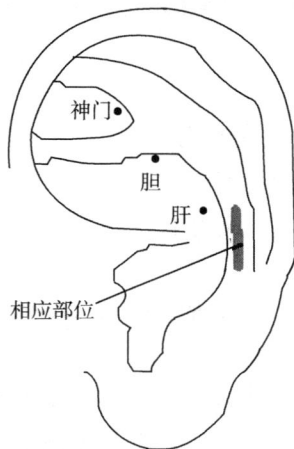

图2-18 治疗背痛穴位图

常规贴压耳穴，嘱每天按压6次，坚持5天以观察疗效，必要时再行贴压。

【疗效】贴后次日余经其药店门前，患者曰："背痛已止。"且连连称该法疗效神奇。后经近 10 年随访，疗效良好，一直未再发作。

【按语】胆囊炎一般右上腹疼痛不适，或胀满时作。该例无上腹及右肋内不适感，仅觉右上背痛，易被误诊误治。经按中医的眼诊和耳诊确诊为胆囊炎疾患，B 超证实，胆囊炎无疑。背痛是胆囊炎引起，并按此治疗，立愈。

在治疗上取耳穴肝可疏肝利气，解郁止痛，胆穴与神门为伍可消炎利胆止痛，相应部位可有直接缓解背痛之效，诸穴合用见效甚速而巩固。

急性腰痛

【病案】陈某某，女，38 岁，1986 年 1 月 12 日初诊。

主诉：腰痛连及右髋痛 4 天。

4 天前，患者始觉腰部疼痛连及右髋，疼痛难忍，活动加重，呼吸疼甚，甚至不能扭头、翻身。曾在县医院和中医院治疗，服中西药（药物不详），未见好转，病情如故。于今日下午邀余前往治疗。

诊见：病人痛苦面容，卧床不能活动，并不时发出呻吟声，舌暗苔白，脉紧。

【诊断】急性腰痛。

【辨证】气血瘀滞，经络不通。

【治则】调气血，通经络。

【治疗】取耳穴：相应部位、神门、心、肺、脾、肝、膀胱（图 2 – 19）。

常规贴压耳穴，给予即时按压，并嘱患者要每日按压 6 次以上。

【疗效】贴后给予即时按压，连续按压不到 5 分钟，患者呼吸、咳嗽、翻身已不觉疼痛，让其下床站立、行走已可随心所欲（让其弯腰、伸屈两腿等动作均无不适）。次晨开始正常家务劳动，活动自如，疼痛全失。3 个月后随访，疗效巩固，甚感喜悦。

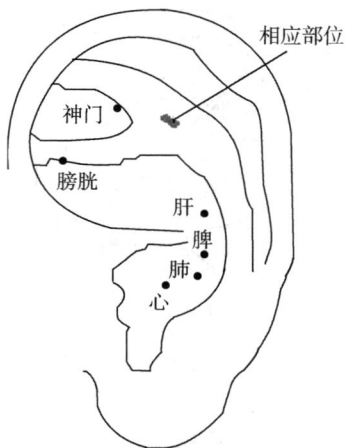

图 2-19　治疗急性腰痛穴位图

【按语】由于本案痛在腰与髋部，痛处固定，活动不能，舌暗脉紧，均说明气血瘀滞，经络不通。取耳穴：心主血，肺主气，脾统血，肝理气，四者合用，能调和气血消除瘀滞；神门可镇痛，且有安神之效；相应部位可使局部功能得以调整且止痛尤佳；膀胱可疏通经络，故疗效迅速。

足跟痛

【病案】吉某某，男，60 岁，2009 年 7 月 18 日初诊。

主诉：足跟痛两个多月。

两个多月前始觉左足跟痛，晨起下地和行路时难以忍受，坐卧则疼痛缓解。患者自述 30 年前，因跳高致足跟痛的病史，但后来自行缓解而痛止。

诊见：左足跟色形如常，按压患部痛而呼叫，拍 X 线摄片排除骨刺所致，观舌质舌苔无异常，脉略缓。

【诊断】足跟痛。

【辨证】气血受阻，经络不通，不通则痛。

【治则】行气血，通经络，止疼痛。

【治疗】取耳穴：脾、跟、神门（图 2-20）。

按常规贴压耳穴，让每日按压 5~6 次所贴耳穴以治疗。

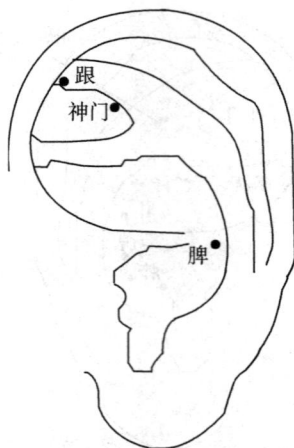

图 2 - 20　足跟痛穴位图

【疗效】经上述一次贴压耳穴后，于 7 月 21 日来城办事，顺便到我科告知病愈："贴后第二天足跟痛止，行路正常。"

【按语】该患者年事已高，气血衰减。气为血之帅，血为气之母，今气虚血衰而经络受阻，经络不通发生疼痛而为常理。故取跟穴，可直接调节其功能；脾主四肢，又可通调气血使经络通顺，痛自会消；加取神门一穴，可直接止痛，以利病愈。总观取穴少而疗效速也是自然之理，足跟痛患者常见，若不是骨刺引起者，以此法均可治愈，若属骨刺所致，小针刀每能奏效。

（三）厥证

厥　脱

【病案】王某某，男，两岁半，1982 年 4 月 9 日初诊。

主诉：患儿不省人事，病危生命难保已 10 分钟左右。

该患儿因重症肺炎住乡医院治疗，于 4 月 9 日上午 10 时，病情突然恶化。

诊见：面唇发青，口开目瞑，昏迷不省人事，呼喊不应。以针强刺激人中、合谷二穴也无任何反应。气息微弱似无，四肢发凉，脉微细欲绝。

【诊断】厥脱。

【辨证】此乃气脱阳亦脱，气不通血，血气受阻，致心神闭塞，和精明之府失灵，以致形成既厥又脱之危险证候。

【治则】强心固脱以苏神明，通达心阳，以消血气之瘀阻。

【治疗】（1）先取人中、合谷强刺激无效，故急改用下法。

（2）取耳穴：心、肺、脾、肾上腺、皮质下、交感（图2 - 21）。

针后连续捻转行针行强刺激泻法。

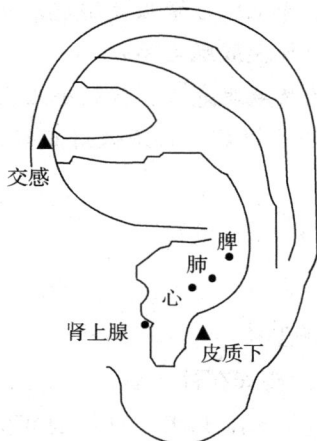

图2-21　治疗厥脱穴位图

【疗效】强刺激5分钟左右，面唇青色渐转为正常，患儿"哇!"地哭出声来，继续捻转行强刺激，直到苏醒。

患儿可随笔者拳头转圈而环视，气息平和，脉转和缓，四肢已温。过25分钟后自以为危笃之证已除，拔针后近20分钟，病情复发如故。急采用前法救治，经0.5小时，一切危急症状再次解除，总留针50分钟拔针，患儿脱险，继续观察20分钟，病情稳定。此后经过正规治疗10数日痊愈出院。

【按语】（1）《简明中医辞典》云："厥证，病证名，简称厥。凡指突然昏倒，不省人事……。脱证指阴阳气血严重耗损的综合表现，证见汗出如珠，四肢厥冷，口开目合，手撒遗尿，脉微细欲绝等。"据此断定小儿为厥脱无疑，该患儿虽无汗出如珠之象，这是由于因重症肺炎连发高烧，阴液已耗散待尽，导致阴阳离决的暴脱之象。

（2）为抢救患儿厥脱危证，必取心、肺、脾、皮质下、肾上腺、交感。

心：主血，主神明，开窍醒神必取，又有强心，调节气血作用。

肺：主气，司呼吸，"肺朝百脉"，有养肺气，通血脉作用。

脾：能统血，又可提补中气。

以上三穴合用可强心固气，以苏神明，通心阳调气血，以消气血之瘀阻。

取皮质下、交感、肾上腺可增强大脑皮层功能，加强血液循环，具有特殊的意义，亦为挽救厥脱主要穴。

以上诸穴为伍，抢救厥脱危证，援救小儿生命获得满意效果。

（3）厥脱之危证解除以后，必须做好正规治疗和监护工作，直至患儿身体完全康复。

厥 证 （气厥）

【病案】马某某，女，65 岁，农民，1986 年 3 月 12 日初诊。

主诉：常发生昏倒已 18 年。

患者于 18 年前，因丈夫在社会运动中上吊自尽，精神受到强烈刺激而患病。每 3～5 天发作 1 次，发作前先觉心烦恼怒，胸膈喘满，神志迷糊不清，紧接着昏倒在地，1 小时左右才能苏醒，醒后对其病情不能诉说。曾因跌倒而跌坏左臂，至今左臂骨折愈合后还不能抬举。长期严重失眠，有时整夜不能入睡，纳差食少，食感无味。曾在几个医院长期中西医治疗，未见起色，今求余试治。问其病发无四肢抽搐、二目天吊、角弓反张之症。

诊见：神志尚可，精神不佳，体瘦，苔白，脉弦，左臂抬举受限。

【诊断】厥证（气厥）。

【辨证】气机逆乱，神不守舍。

【治则】疏通气机，安神定志。

【治疗】取耳穴：肝、脾、胃、心、神门、皮质下、枕（图 2－22）。

常规贴压耳穴，并要求每天按压其穴位 6 次以上，每次按压 2 分钟左右。

【疗效】3 月 19 日复诊患者云："贴压耳穴已 7 天，未犯病。"效不更方，同上给予治疗。

3 月 16 日第二次复诊，经治仍未再犯病，入眠饮食已正常，精神转佳，病情已稳。病人感到特别高兴，如法治疗，并嘱病人每隔7天来治一次，再连治两次以巩固疗效。

一年多随访，疗效巩固，常参加家务劳动和干农活。

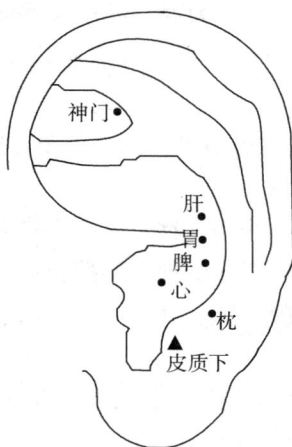

图2-22　治疗厥证（气厥）穴位图

【按语】（1）《医学大辞典》云："厥证，病证名，简称厥。出《内经》厥论等篇……泛指突然昏倒，不省人事，但大多数逐渐苏醒的一类病症。"该病属厥证中的气厥。气厥，病理名词，指气逆。出自《素问·气厥论》，指气机逆乱而引起的昏厥。

（2）该病例由气机逆乱所致，气机逆乱是由精神刺激引起，即由精神刺激引起逆乱气机致心神与元神之府——脑失去常态而发病。故取心与皮质下调节心、脑功能；并与神门、枕为伍，镇静安神；肝可舒畅气机，使气机畅达而不逆乱；脾、胃二穴可健后天之功能，又能使气机升降有序，有平气机逆乱之效。总之，取以上诸穴治此病，可使逆乱之气机得平，心、脑之常态得复，气厥之诸证得消。

（3）治此病还应做好病人的思想工作，使其心胸畅达，向前看，不要以过去不愉快的事件和苦闷纠缠为患，当成包袱压垮自己，达到胸襟宽阔开朗，心理平衡健康。这会对治病及其康复大为有益。

厥　证　（痰厥）

【病案】陈某某，男，26岁，农民，1986年2月26日初诊。

主诉：不定时昏倒10年。

患者 16 岁那年某晚上遗精后，次日进行冰水浴，回家又食冷饮后突然昏倒在地，四肢不温，咽喉痰鸣如锯，口吐痰涎，呼喊不应，昏不识人，约半个小时才苏醒（犯病无二目天吊、四肢抽搐、角弓反张之症）。醒后，身瘫肢软如泥，心口如物堵塞，偏头部剧痛，每周发作 2 ~ 3 次，多在夜间发病。每遇犯病前，面部发热，头脑发昏，腹部撑胀。

诊见： 精神不振，面色暗黑，舌苔根厚，脉弦滑。

【诊断】 厥证（痰厥）。

【辨证】 寒湿聚痰、痰邪内扰，蒙闭心窍和元神之府。

【治则】 健脾益肺，豁痰醒神开窍伴止痛。

【治疗】 取耳穴：脾、肺、肝、心、神门、皮质下、枕、颞、额（图 2 - 23）。

常规贴压耳穴，每天按压 6 次以上，每次按压 2 分钟左右，如觉头昏不适或偏头痛就应随即按压耳穴。

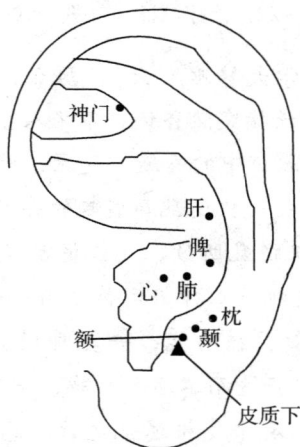

图 2 - 23　治疗厥证（痰厥）穴位图

【疗效】 经两次贴压耳穴已 10 天，中间有一次稍有头昏不适，但未昏倒，喉部已不痰鸣。按上法第三次贴耳穴治疗，并开以中药方，即柴胡龙骨牡蛎汤加减 5 剂药配服，经近 1 个月治疗，才使病情完全控制。又巩固治 5 天，达病愈。

【按语】（1）《简明中医辞典》云："痰厥，厥证之一。见《世医得效方》指因痰盛心闭而引起的四肢厥冷，甚至昏厥的病症。"本案即属痰厥。

（2）本例因寒湿内聚，聚湿生痰，痰蒙心窍与元神之府，而致诸症丛生。脾为生痰之源，肺为储痰之器，取二穴健脾除痰湿而开窍醒神；肝可疏泄气机而祛湿，湿可生痰，今湿祛痰自无；心、神门、皮质下，既可开心窍，又可宁心安神，还能调节大脑皮质，使元神之府的功能得以复常。额有清脑之效，枕、颞与神门为伍可止头痛，再加服疏肝健脾、除湿益气、开窍镇静止痛之中药相伍，而收功。

4. 中风及眩晕

眩晕案一 （高血压危象）

【病案】李某某，女，66 岁，农民，1986 年 6 月 3 日就诊。

主诉： 病人昨日与他人发生口角，精神受到严重刺激，整夜烦躁不安，不能入眠，随即发生头剧痛眩晕，恶心欲呕，卧床不起，伴发右半身麻木，视物不清。

诊见： 体瘦，神疲嗜卧，神识欠清，面色无华，呼吸气息不匀，时见气急之象，六脉弦数，舌干苔薄黄，测血压 225/120mmHg。

【诊断】眩晕（高血压危象）。

【辨证】肝郁化热，气机失常致诸症丛生。

【治则】理气清热安神，平调阴阳失衡。

【治疗】取耳穴：心、肺、脾、肝、肾、神门、皮质下、脑、枕、耳背沟、交感、耳尖（放血）（图 2 - 24）。

除脑、枕、皮质下、耳背沟给予斜刺，耳尖放血 10 点左右以外，其他均直刺，均平补平泻手法，留针 1.5 小时，每 15 分钟捻转行针一次。

【疗效】由于血压过高，病情危重，若坐车颠簸行十几里山路去医院，可能造成颅脑大出血而发生意外，甚或危及生命。故笔者到病人家遇此情况，即刻针刺耳穴以降压，消除危象以救急，经针刺耳穴并留针 1.5 小时拔针后即量血压方知血压已下降到 150/90mmHg，基本接近正常血压，这时病人感到头脑清醒，头痛解除，右半身麻木已稍减，恶心呕吐症已消，诸症均有改善。这时才让其坐车到县中医院，在医院住院数日行常规观察治疗，以善其后。一年后，随访疗效巩固，惟血压处于临界高血压状态，嘱其常量血压，必要时服降压药。保持好心情，消除精神紧张。

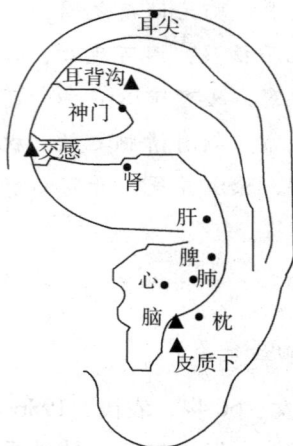

图2-24 治疗眩晕（高血压危象）穴位图

【按语】（1）由于心主血，肺主气，脾统血，肝藏血主疏泄条达，故取此四穴意在调内脏功能气血，以平调阴阳之失衡；取神门、耳背沟（降压沟）、耳尖（放血）三穴意在清热安神降压；取肾有滋水涵木平肝清热之功。枕、心、神门、皮质下又能协同宁心安神，开启心窍；脾、胃二者，一主升一主降，二者在平调气机升降失常方面更合拍；另外，脑和皮质下通属精明之府，针之开窍醒脑，使精明之府，得以改善，危急症才能缓解。

西医学认为高血压急症为周围小动脉强烈痉挛，血管阻力明显增加，致血压急骤升高的机制所致。故取交感穴对血管舒缩功能有调节作用，缓解血管痉挛，与以上诸穴为伍，可使血压起到速降效果，并且使诸症得以缓解，转危为安。

（2）要求量血压必须做到三固定：即针治前后固定量同一侧肘动脉压而不能更换另一侧；固定血压器不能更换；固定测血压人不能更换，这是为了针前针后所量血压数据有可比性。

（3）用这种方法可将血压大幅度下降，甚或接近正常时，其危象解除，给下一步治疗铲除路障，铺平道路。继可到医院或有条件的地方观察治疗以绝后患，达到治愈。

（4）多年来，遇此类病人均经及时给予耳针治疗，使过高血压在1小时左右降至接近正常，使危象解除，防止了脑血管的意外或使其趋向严重化，预后均良好。但是必须注意，用耳针处理该类病人关键在于抓住了发病早期的机会，不失时机地给予耳针治疗，达到"早治"，以防病情趋向恶化，给病人造成残疾或不可设想的后果。

眩晕案二 （梅尼埃病）

【病案】孙某某，男，54岁，干部，1989年8月18日初诊。
主诉： 眩晕恶心呕吐3天。

患者3天前突然发生剧烈眩晕，自觉天旋地转，周围事物也都在旋转，恶心呕吐数次，整日卧床，两目紧闭，睁目或转头则眩晕加重，听力减退，两耳鸣如蝉啼，伴脘痞纳呆，经西医输液两天无效，邀余前往其家诊治。

诊见： 体胖，神志清，精神萎靡，患者卧于床，两目闭合不动，面色不泽，舌胖大，苔白而腻，脉滑有力，血压正常，排除颈性眩晕。

【诊断】眩晕（梅尼埃病）。
【辨证】中焦痰湿阻滞，升降失常，上蒙清窍。
【治则】祛中焦痰湿之邪，助脾胃升降复常。
【治疗】取耳穴：内耳、脾、胃、晕点、神门、皮质下、枕、肝、外耳（图2-25）。

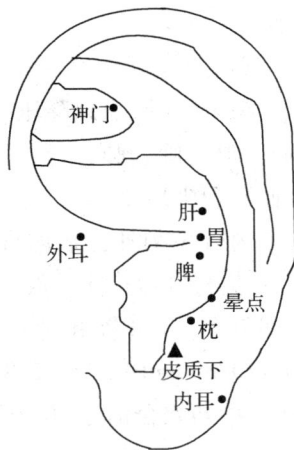

图2-25　治疗眩晕（梅尼埃病）穴位图

常规贴压耳穴，随即给予按压片刻，并嘱其每天按压 6 次以上。

【疗效】按常规贴压以上所取耳穴，贴后按压 3 分钟左右，让其转动头部，以验效果。病人睁眼并来回转动，口喊："不晕了"，随之起床，自感头脑清醒，并能连续在原地跑步，表示晕止病愈的喜悦心情。次日问其病情，知诸症若失，要求再压耳穴治疗 1 次。笔者告知原贴耳穴还有效，要求每日按压 5~6 次以巩固效果，10 多年过去了，未见复发。

【按语】（1）取穴依据：取内、外耳属相应部位取穴，可直接调整患部功能；脾、胃二穴可直接祛除中焦痰湿，并使其清升浊降，功能复常；神门、枕、晕点可镇静止晕；肝穴可平肝息风止晕；皮质下可调节神经以止晕。

（2）该病贴压耳穴后应认真按压，不能疏忽，否则效差。故早期病人按压不便，需家属配合认真按压为宜。

眩晕案三 （高血压）

【病案】乔某某，男，57 岁，农民，1991 年 2 月 23 日初诊。

主诉：头目眩晕伴左侧肢体麻木无力半月余。

患者半个多月前始觉头目眩晕，左侧肢体麻木无力，行走不便，口干不欲饮，本人未加介意，后因有加重之势，特来诊疗。

诊见：舌红苔厚，脉弦有力，血压 180/140mmHg。

【诊断】眩晕（高血压）。

【辨证】肝经郁热，气血逆乱所致。

【治则】平肝清热，平调阴阳气血以降压。

【治疗】取耳穴：心、肝、脾、肺、肾、枕、神门、交感、皮质下、耳背沟，耳尖（放血）（图 2-26）。

除枕、皮质下、耳背沟行平刺外，余均直刺，每 5 分钟捻转行针 1 次，留针 40 分钟，耳尖行放血疗法，放 10 点左右。

【疗效】拔针后（即针刺 40 分钟起针）测血压 140/90mmHg，11 点半又测血压降到 140/80mmHg，次晨 8 点测血压降到 130/80mmHg，后经眼针疗法和中药综合治疗 10 余天，诸症全除。

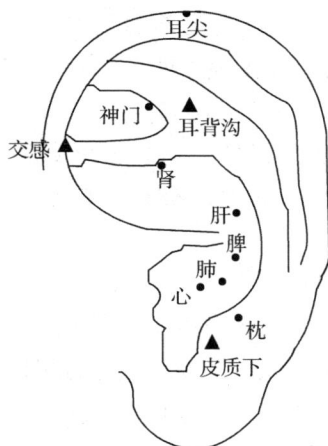

图 2 - 26　治疗眩晕(高血压)穴位图

【按语】（1）一接诊此病，发现血压高达 180/140mmHg，除头晕目眩外，伴半身麻木无力。综合分析，知肝经热盛，气血逆乱影响脑部血管变异，应以平肝清热急降血压为妥，不然会加重病势发展，故随取耳穴救治。由于心主血又可安神，肺主气又能调血，脾统血又主四肢，肝调气解郁又清热，故取诸穴平调阴阳治逆乱之气血，有益于降压；再配合耳背沟和耳尖放血，可清邪热以降压；取交感可速调末梢血管痉挛以降压，加之枕、神门、皮质下的安神镇静作用，可促使血压快速平稳下降。

（2）注意在治疗前后量血压一定要达到三同：同一个医护人员量，同量一侧肘动脉，同用一个血压器，此法量的血压使针治前后有可比性。

（3）每遇高血压患者，低压超过 120mmHg，或高压超过 220mmHg，或二者同时超过这个水平者，用此法屡见速效且无不良反应，血压降至正常时，必须视具体情况给予中西药调理善后，巩固治疗。

中风案一

【病案】薛某某，女，54 岁，1984 年 2 月 11 日就诊。

主诉：患者失语，意识不清 5 小时。

患者平日血压高（多在 180/110mmHg），常觉头晕，口干苦不欲饮。中午在家操劳家务突觉心急难受，两目昏蒙，其女儿随扶她卧床，当即不省人事，发现失语两目无神，意识不清，牙关紧闭，口噤不开，两手握固，肢体强、四肢抽搐，频频发作，躁动不安，二便未解。

诊见：除上述有关症情外，测血压为 245/130mmHg，两目对光反应迟钝，面赤，观舌红苔厚，查脉弦有力，来院后，其病有加重之势。

【诊断】 中风（卒中闭证）。

【辨证】 肝阳亢盛，气血逆乱而致卒中闭证。

【治则】 平肝潜阳息风，调畅气血开窍醒神。

【治疗】 以耳穴为主，予以抢救治疗。

（1）耳穴：心、肝、脾、肺、神门、交感、皮质下、耳背沟、耳尖（放血）（图 2 - 27）。

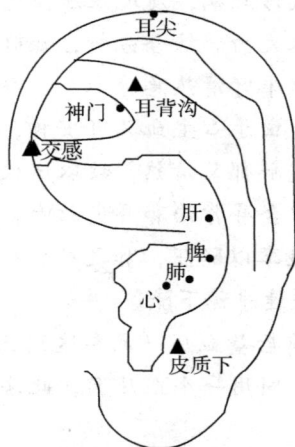

图 2 - 27　治疗中风案一穴位图

（2）另加体穴：内关、合谷。

常规消毒，以上各穴除耳尖（放血）、皮质下、耳背沟以 15°角平刺外，余穴均直刺。平补平泻手法，留针 40 分钟，每 2 ~ 3 分钟捻转行针 1 次。

【疗效】 针后 5 分钟神识转清，牙关紧稍缓解，上下牙可张开 1cm，10 分钟后口能张开，并能以低微声音回答问话，20 分钟后四肢抽搐解除，惟口张开时向右歪邪，左侧鼻唇沟变浅，40 分钟后诸症全息，测血压 155/90mmHg。住院观察两天，除血压高（150/

100mmHg）外，其他均如常人，嘱带中西降压药回家。

随访 2 年，血压处于临界高血压外，余无异常。

【按语】该患者是由肝阳亢盛，肝风内动，气血逆乱所致诸症突现。病人处于危急状态，故取肝、心、肺、脾，以平肝清热息风，又可调畅气血，调气血正可以疏通经络，经络通又促进气血顺，阴阳自平，危症自消；耳尖（放血）可清邪热，与肝、心为伍，平肝清热开心窍之尤佳；取皮质下，有调节大脑皮质功能且能醒脑开窍；交感可舒缩血管而疏通气血以降压；神门可镇静安神以防心神浮越。

取体穴内关可强心以调畅气机，合谷可除阳明经之热邪以除烦并有开启口齿之效。

由于治疗及时配穴得当，疗效自然理想。

中风案二

【病案】刘某某，男，64 岁，退休教师。2001 年 7 月 14 日初诊。

主诉：突觉头脑昏痛，右半身麻木无力近 6 小时。

昨晚前半夜看电视，由于中国申办奥运会成功特大喜讯传来，心情过于激动，整夜不眠，到夜半突觉头昏不爽，右半身上下肢麻木无力，起身跌倒床下。

诊见：患者卧床，精神不振，神志尚清，语言不利，面色赤黑，呼吸气粗，口唇干燥，舌红苔黄干，六脉弦数有力（心率 110 次/分）右侧肢体虽能屈伸，但明显无力，测血压 225/140mmHg，考虑平时血压高（半年前测血压 180/100mmHg），现在突然过高，脑部有出血可能。

【诊断】中风。

【辨证】肝经风热。

【治则】平肝清热息风。

【治疗】取耳穴：肝、心、脾、肺、肾、交感、耳尖（放血）、耳背沟、皮质下、脑、神门、耳中（图 2-28）。

常规消毒，操作按上例，留针 1 小时，每 10 分钟行针 1 次。

【疗效】为急救其危，急用耳针治疗 1 小时拔针后测血压已下降到 180/105mmHg，此时血压虽高，但已大幅度下降，肝经风热之势，随之缓和，头脑稍觉清醒，遂吩咐到医院做 CT，检查示：①左侧丘脑出血。②双侧基底节区多发腔隙性脑梗死。经县中医院常规治疗20 天，右侧肢体麻木消失，活动如常，饮食、二便及睡眠亦正常，语言通顺，生活自理，继续巩固治疗，前后共治疗近 1 个月，于 8月 11 日出院，可参加一般家务劳动。经 2 年随访，除血压稍偏高（还坚持服降压药）外，其他一切如常人，痊愈。

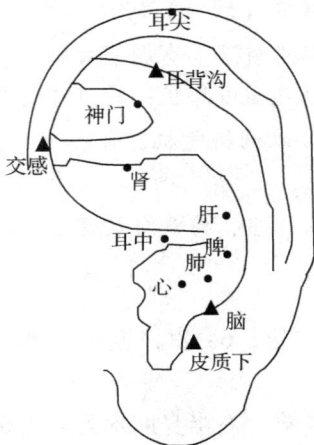

图 2 - 28　治疗中风案二穴位图

【按语】（1）中风初起应首选耳针治疗：上面已谈及中风病因病机，病机虽较复杂，但离不开肝、心、脾、肺、肾、元神之府大脑以及经络血脉的因素。故在治疗方面我们就不能独取一脏一穴，因中风病非一脏独病而他脏无疾，而是某脏有病后连锁反应，致他脏皆病。故治疗必首选耳廓五脏穴——肝、心、脾、肺、肾，全盘调整五脏的偏颇，使疾病向有利于康复的方面发展。在针治五脏穴位的同时，还要看病偏何脏，抓住疾病发展的主要矛盾，针治重点突出。如上所述肝阳暴张而致中风并引起血压过高，故必须加耳尖放血加强清热平肝息风之效，加刺耳背沟和交感（交感可解除末梢血管痉挛，使血管舒缩得以良性调整，达到降压目的）。该病初期常见心神被邪热所炽，元神被逆乱之气血所蒙，引起窍闭神昏，那么治疗除针心穴调整外，又当加刺皮质下和脑，使元神得以启闭，最终达到风火热邪得清，五脏得以调整，阴阳气血得和，经络得以畅通，疾病趋向好转，耳针可显神通。

（2）中风早期选耳针治疗的好处是：①能使昏迷、神志不清病人得到尽早清醒，病案一属此类情况。②使过高的血压可得到及时下降，防止脑血管的出血。③可预防中风急症恶变，给以后治疗铺平道路。凡经用此法早期治疗的多例预后均良好，达到国家规定的《中医病证诊断疗效标准》中"症状及体征改善或消失，基本能独立生活"的目的，防止了中风致残率高、后遗症高、死亡率高的恶果。④用该法治中风的同时，又能调畅气血经络功能，能较好地改善大脑缺氧状态（这是笔者以此法救治一煤气中毒患者快速见效得到的经验），以防脑细胞的坏死。⑤早期耳针治疗中风符合"简、便、廉、验"的精神，这对我国基层的大部分农民群众，目前还不太富裕的情况更是适宜。⑥中风急症在多数情况下，均可在早期用此法以救其急。但如果遇特殊的脑血管意外的中风病人，如恶性脑出血患者等，应采取西医的特殊治法进行救治，必须一切为病人着想，不能疏忽大意。⑦早期中风病人经耳针及时抢救后，应给予中西医结合疗法继续治疗及康复（包括针刺治疗）。

5. 咳嗽及哮喘

咳　嗽　（急性气管炎）

【病案】 李某某，女，60 岁，退休干部，1988 年 7 月 17 日初诊。

主诉： 咳嗽已 20 余天。

患者 20 余天前患感冒发热，咳嗽不爽，吐黄稠痰，咽痛口微渴，伴头痛，全身酸痛。曾在他院治疗，服阿司匹林、盐酸吗啉胍、泼尼松、复方甘草片、复方桔梗片、可待因等，感冒基本治好，唯独咳嗽一直未被控制，X 线胸透提示：急性气管炎。其脉浮数，苔白而燥。

【诊断】 急性气管炎。

【辨证】 外感风热，肺失清肃。

【治则】 疏风清热，宣肺止咳。

【治疗】 取耳穴：内鼻、外鼻、咽喉、气管、肺、咳喘点、神门、耳尖（放血）、脾（图 2－29）。

常规贴压耳穴（唯独耳尖穴给予放血），嘱每天给予按压 6 次以上。

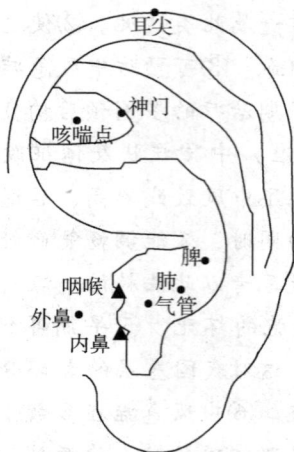

图 2-29　治疗咳嗽（急性气管炎）穴位图

【疗效】7 月 22 日来复诊云："贴后 2 天咳嗽大减，痰已变白，易咳出，4 天咳止。"今来巩固治疗。效不更方，同上法以求巩固疗效。

【按语】（1）取穴治疗依据：因本病属上呼吸道感染，取气管、内外鼻、咽喉，以增强上呼吸道功能而止咳；神门、咳喘点可镇静消炎止咳；由于外感风热犯肺，肺失清肃，热灼津液，故咳吐黄稠痰，取肺与以上诸穴；再加耳尖放血，可疏风清热宣肺止咳。

（2）贴压耳穴治疗免疫功能差，感冒长时间不易好，此法（除不用耳尖穴外）有著效。如谷某某曾两个月感冒一直不好，用此法于上午贴耳穴经按压数次，下午病愈一身轻松。

哮　喘

【病案】曾某某，男，60 岁，农民，于 1984 年元月 15 日住中医院病房。

主诉：发热哮喘咳嗽 7 天，近两天加剧。

7 天前开始发热哮喘咳嗽，近两天加剧，曾在家用西药（不详）输液 2 天，病不减，胸闷、喘憋难受、饮食 4 天未进。

诊见：患者体瘦如柴，神志淡漠，痛苦疲惫面容，痰鸣气粗，不能平卧，张口抬肩，烦躁不安，口唇、面色暗滞无华，呼出气息有热感，鼻干口燥、便干尿黄，舌红苔黄厚缺津。体温 38.2℃，脉搏 97 次/分钟，血压 120/80mmHg，两肺满布哮鸣音，左肺底部有湿性啰音，肝脾未触及，腹平软。

【诊断】哮喘。

【辨证】痰热阻肺，肺失清肃。

【治则】清热化痰，宣肺平喘。

【治疗】（1）取耳穴：咳喘点（双）、心、肺、神门、支气管、胸、交感（图2－30）。

（2）取体穴：膻中、内关（左）、合谷（右）。

穴位经常规消毒、行平补平泻针刺，唯耳尖穴放血，留针40分钟，每5分钟捻转行针1次。

【疗效】当行针至30分钟时，哮喘及痰鸣音已消失，神色振奋，留针40分钟后，胸闷喘憋，张口抬肩之势已基本消失，能进食，当晚睡眠尚好。次日又按上法治1次，哮喘全平，肺部听诊已正常，只有咳嗽仍在，余热少有，以育阴清热宣肺止咳之中药以收功。

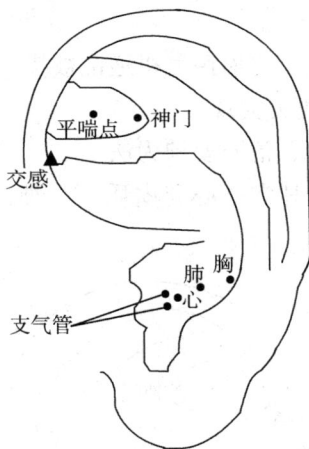

图2－30　治疗哮喘穴位图

【按语】本例为痰热阻肺，肺失清肃而致喘，故治疗必清热化痰宣肺为法，取耳尖放血，清其热邪，取肺、支气管为相应部位取穴有调理其功能；咳喘点可平喘止咳；交感可缓解支气管平滑肌痉挛以平喘；取心、神门，其清心安神作用有助于安心除烦。

配合体穴膻中、内关、合谷者，因合谷为手阳明大肠经腧穴，肺与大肠相表里，故有助于清肺祛邪之意；内关为手厥阴心包经腧穴，可清心火而治肺部郁热；膻中可宽胸理气，属于局部取穴。

综合耳针配合体针共奏清热、理气、降逆、止喘之功，以使病速愈。

6. 内科杂症

风痱病

【病案】付某某，女，19 岁，于 1985 年 3 月 5 日初诊。
主诉：患者瘫痪失语半天。

半天前因家事不谐，发生口角，怒火上冲，致突然仆地，四肢全瘫，同时伴有完全性失语，仅能从患者口中发出长而单调的"哼—哼—哼"声，饮食俱废。家人焦急，遂应邀往诊。

诊见：患者卧倒在地，四肢全瘫，唤而不应，目瞑口闭。若以手使其肘膝关节弯曲，让上下肢分别回收，即觉患肢均有阻力样强直感。脉弦紧，舌苔因患者不能配合而未查。

【诊断】风痱病。

【辨证】心神与精明之府由气机逆乱被扰，导致神明失聪，精明之府指挥失灵而肢瘫语失突现。

【治则】疏导气机，清心安神为法。

【治疗】（1）取耳穴：心、皮质下、神门、枕、交感、脑干、肝（图 2–31）。

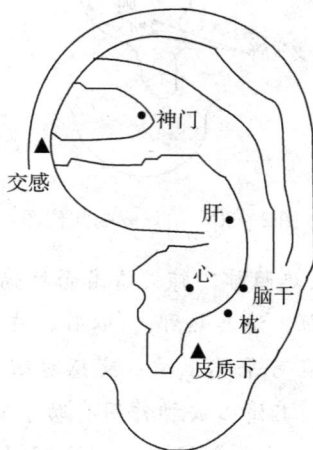

图 2–31　治疗风痱病穴位图

（2）取腕踝针双上 1。

找准穴位，常规消毒，皮质下、枕给予斜刺，腕踝针平刺，余穴直刺，均以强刺泻法施针，针刺后留针 1 小时，每隔 10 分钟行针一次（腕踝针可不行针）。

【疗效】针刺后近 40 分钟患者入睡，入睡后可不行针，直到次晨醒来后，四肢活动及语言等已如常人，病告愈。

【按语】（1）风痱病包括西医学的癔病性瘫痪合并癔病性失语，其主要表现是下肢瘫痪或四肢全瘫，伴随失语同时发生，或哭泣或默默无声似昏睡之势，或两眼流泪如串珠，病人痛苦异常，家人焦急万分。此病皆精神受到强烈刺激而发。多年来经用耳针为主治疗该病 8 例，均属女性患者，最大 48 岁，最小 18 岁。在 8 例患者中除 1 例属复发性患者加刺人中并连续针刺耳穴 3 天（每天针 1 次）而愈外，其他 7 例均经 1 次获愈。

（2）针刺后反应：有 5 人针后 40 分钟左右即安然入睡。有 2 人分别在针后 1~2 小时入睡，当她们醒后行动及语言如常人。仅有一例复发性病人第一次针后 2 小时有睡意，但不能熟睡，直到当晚睡得很好，连针 3 天病愈。均经一年随访效果佳，无复发病例。

（3）患者由于精神刺激，气机逆乱，心与精明之府被扰，导致神明失聪，指挥失灵则肢瘫语失等症突现。故治疗以疏导气机，清心安神为法。取肝可平气机之逆乱而疏导之，取心、神门、脑干、皮质下、枕有强力清心、安神、镇静、安眠的作用。即所谓清心安神以消逆乱之气，逆乱之气消又促使心清神安。这正合《临证指南》一书所云，治风痱"宜清上宣通"为其大法，清上者即所谓清在上之心与精明之府，宣通者即所谓宣散通消逆乱之气，达到心神无病，主宰无误而病自除。取腕踝针双上 1 有协助清脑安神之效而利病愈。

按西医学说，癔病的诸多症状是由于大脑的皮层功能兴奋抑制不相协调而发生障碍所致。故在取穴方面以采用皮质下、脑干、交感，可直接调节大脑皮层兴奋与抑制功能失调以致影响皮层下相互关系的失调而产生的诸多症状，这三穴与其他诸穴相应配合，使患者快速进入睡眠状态，心神与大脑得到及时的休养生息，功能随即恢复正常，病自达速愈。

痴呆症

【病案】李某某，女，18岁，1974年8月12日就诊。

主诉：病人神识不清，痴呆月余。

于月余前就座时，冷不防，被座椅上缝衣针突然刺伤臀部，因被这突如其来的惊恐所击，随即神识不清，发生痴呆，终日闭户独居，不言不语，呼之不应，饮食俱废，昼夜密室独坐于床上靠墙的一角，目呆无神，头不动，身不摇，犹如木偶。曾在某医院住院治疗近1个月（用药不详），病情缓解返家，不到5天，病情复发如故，虽经医治，病无转机，其家人邀余前往治疗。

诊见：病人靠墙呆坐在床上，神识痴呆如木偶，表情淡漠，六脉沉弦，舌苔未查（患者不合作），其他症情已如上述。

【诊断】痴呆证。

【辨证】惊恐所伤，神识不清而发痴呆。

【治则】镇静安神，使神清而痴呆除。

【治疗】（1）取耳穴：心、胃、神门、皮质下、枕（图2-32）。

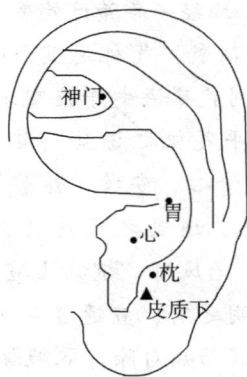

图2-32　治疗痴呆症穴位图

（2）加腕踝针双上1。

所取穴位先常规消毒，以1寸针刺双侧耳穴，每10分钟行针一次，给予手法为泻法。腕踝针以3寸针平刺进针2.5寸，不行针，均留针1小时，拔针。

【疗效】第一次是当晚9点行针刺治疗，留针1小时拔针后，当晚即能卧床入睡，次晨查病情有所转机，又针一次，至上午9点多

（农村吃早饭时），患者已能给客人端饭上菜，面带笑容，言语行动如常人，痴呆解除，再如法巩固治疗 3 次（每日 1 次），又让其服天王补心丹和安神补心丸以善其后，5 年后得知疗效巩固。

【按语】患者受到突然性的意外臀部刺激，致其惊恐，神识被蒙，随发痴呆，不仅痴呆如木偶，而且昼夜呆坐不能入睡。据此治疗必须以镇静安神为法，使神安窍开，痴呆可除。故取心、神门、皮质下、枕，均具有镇静安神作用；而皮质下又能直接调节大脑皮层功能；胃与双上 1 两穴均可改善神经系统疾病，如癔病等。诸穴配合有镇静安神之良效，是治愈该病的关键所在。

不宁腿综合征

【病案】李某某，女，53 岁，教师，于 1991 年 6 月 10 日初诊。
主诉：两下肢难以形容之苦已 29 年。

29 年前开始感觉两下肢膝以下酸、困、麻、胀，似痛非痛，似痒非痒，急躁不安，难以忍受之痛苦，备课时连 40 分钟都不能坚持坐下去，即觉两下肢病发难熬，须立即离开座位到室外活动方能缓解症状。晚上睡觉时这种难言之苦更是屡屡发生，致辗转不安，伸屈不宁，放哪儿也不舒服，迫使自己揉按拍打患肢，甚或下床活动以求症状缓解，严重时一夜可下床活动数次，直接影响工作和休息。发病近 30 年来，痛苦难耐，苦不堪言，虽多处求医，均以无效告终。亦有因医生查不出什么阳性体征，认为无病可治而不了了之。

诊见：神志清楚，精神尚可，两下肢皮色如常，触之知觉尚好，检查一切如常人，舌苔薄白，脉现沉紧。

【诊断】不宁腿综合征。

【辨证】经脉空虚，气血不和。

【治则】调补气血，通经和络。

【治疗】取耳穴：心、肺、脾、肝、皮质下、枕、神门、交感及病变在耳廓的相应部位（图 2 - 33）。

按常规贴耳穴，惟在两下肢膝以下所对应的相应耳部部位用胶布 1cm，上粘 4 个王不留行籽，对准相应耳部贴上，并嘱其给予按压，每天 6 次，在睡前或座椅办公前也要给予按压，嘱其隔 5 天后前来复诊。

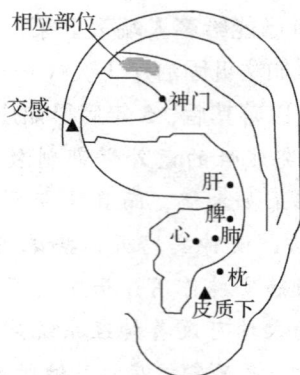

图 2 – 33　治疗不宁腿综合征穴位图

【疗效】6 月 18 日复诊云：第一次耳穴贴压当晚，病奇迹般的好了，至今 8 天病未再作。如法贴压巩固治疗。2 年后来诊治其他病时，提及此病从未复发而表谢意。

【按语】（1）不宁腿综合征，也称"坐卧不宁症"，因为此病发生在静坐或卧床休息时而得名。由于该病绝大多数发生在下肢，故又称"不宁腿综合征"。

中医认为"人卧则血归于肝，人动则血行诸经"。血归于肝则经脉空虚，邪乘虚入，故气血不和，血脉受阻致发本病。在五脏中心主血主神志，肺主气，朝百脉，脾统血主四肢，肝藏血又主筋，故取心、肺、脾、肝四穴，可使气血旺，肝脾调，经脉通畅；加病变在耳廓的相应部位，可使其血运良好，营养改善，功能复常，诸症即可速除；皮质下与交感可调节神经及自主神经功能，协同神门、枕有安神镇静之效。以上诸穴为伍治疗，使经脉旺，气血和，坐卧不宁消失，病获痊愈。

（2）多年来用本法治疗不宁腿综合征 19 例，全部治愈，最少贴压耳穴 1 次，最多 5 次，一般贴压耳穴当晚即可症消病除。

瘫　痪

【病案】宋某某，女，39 岁，1989 年 4 月 19 日初诊。

主诉：两下肢瘫痪 4 个月。

4 个月前，因与人发生口角，精神受到刺激，继则觉腰困不适，两下肢瘫痪不能行走，经当地医院治疗无效，转入我院内科，遂邀余会诊。

诊见：神志模糊，精神不佳，面色暗红，让两人搀扶也不能站立与行走，脉弦有力，舌苔如常。

【诊断】瘫痪。

【辨证】肝郁气滞，经络被阻。

【治则】疏肝解郁，宁心开窍，通经活络以健肢体。

【治疗】（1）取耳穴：心、肺、肝、脾、神门、皮质下、交感（图2－34）。

经耳廓消毒后，针刺以上诸穴用泻法，留针1小时，10分钟行针一次。

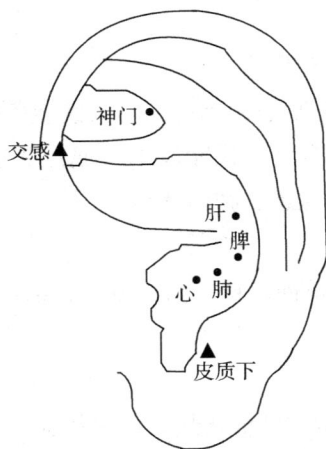

图2－34　治疗瘫痪穴位图

（2）取体穴：人中、隐白。

局部消毒后，除人中斜刺外，隐白以寸针直刺，留针30分钟，5分钟行针1次，均以强刺泻法。

【疗效】针后30分钟，拔掉人中和隐白所刺之针，留耳针，让其带针下床，牵拉其手即可行走，留耳针至1小时，可单独行走，上台阶，去厕所，一切如常人，告愈。

【按语】（1）该例因精神刺激致肝郁气滞，经络被阻，致下肢瘫痪，故必须疏肝解郁，宁心开窍，通经活络，强健肢体。

取耳穴依据：肝，可疏肝理气，配心、肺、脾可调理气血以通经络；心、神门，二者可安神镇静，又可开启心窍；皮质下、交感二者可调节大脑皮层功能，又有调自主神经之效，有利于瘫痪症状迅速恢复。取体穴依据：刺人中可醒脑开窍，振奋精神；配隐白者，乃足太阴脾经之井穴，治两下肢痿证之要穴。

（2）治此病，要树立患者信心，针刺的同时，给予暗示疗法，对疾病恢复会更有利。

（3）要做好心理开导工作，让患者心胸开阔，性格开朗，保持乐观精神，潇洒面对人生，可预防此病之再发。

暴 喑

【病案】王某某：男，26 岁，本县朱阳关镇经联社职工，1981年7月3号就诊。

主诉：突然失音 3 天。

3 天前由于工作不顺心原因，又与人发生争吵，精神受到刺激而突然失音。患者语音全无，只能以书写或点头、摇头方式表示，其人以手势表示心烦、恼怒、胸肋胀满、咽干、口苦等症情。经服中药无效而来求针治。

诊见：神志清，精神亢奋，面色赤黑，语出无音，舌红苔略黄，脉弦有力。

【诊断】暴喑。

【辨证】精神刺激，肝郁化热，郁热伤肺，肺窍不利致失音。

【治则】疏肝，清热，宁心开窍。

【治疗】取耳穴：咽喉、心、肝、肺、皮质下、神门、耳尖（放血）（图 2 - 35）。

针法：除耳尖放血 5～6 点治疗外，余均以 1 寸毫针直刺，并用强刺激泻法。

【疗效】针刺人后连续给予强刺激，不到 2 分钟，边刺边问患者："针刺痛不痛?"答："痛!"并皱眉以示针刺疼痛之苦，接着患者可低声回答问话，次日语音如常人而告愈。

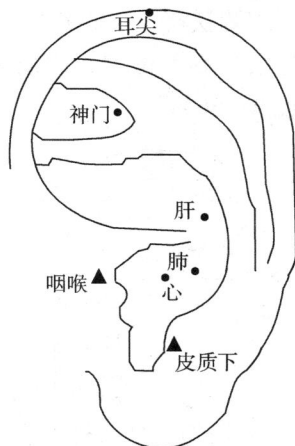

图 2 – 35　治疗暴喑穴位图

【按语】此暴喑之作，是由于内伤情志，肝郁化热，热邪亢盛，反克肺金，肺失清肃之性，使其门户随之失灵所致。故取肝与耳尖（放血）以疏肝清热；咽喉为相应部位，肺之门户为咽喉，肺失清肃之性则失音故应所取；心、神门、皮质下三穴既可宁心安神起镇静之功，又可调节神经起开窍之能。故诸穴合用可获佳效。

精神分裂症

【病案】李某某，女，58 岁，1976 年 10 月 11 日就诊。

主诉：胡言乱语，哭笑无常 1 年余。

患者过早丧偶，加之家事不顺，于一年前始作失眠，头昏，胸肋满闷不舒，精神抑郁，表情淡漠，继则神志痴呆，语无伦次，不时喃喃自语，或哭或笑，哭笑无常，或高歌怪唱不止，或烦躁不安，坐卧不宁，无片刻安静之时，昼夜不睡，让家人也焦急不安。经某医院诊断为精神分裂症，并住院治疗近 1 个月无效，故令患者转新乡精神病院，因其家经济十分困难，无力前往，故前来求治。

诊见：除上述症状外，现神志模糊，精神亢奋，问答不合作，哭笑仍无常，时而高歌不休，时而怪唱震耳，时而语无伦次，时而坐立不宁。舌红苔腻，脉弦略滑。

【诊断】精神分裂症。

【辨证】肝脾同病，气郁痰结，痰气交阻，上扰神明，蒙闭心窍，诸症丛生。

【治则】疏肝解郁，理脾祛痰，宁心安神，开启心窍。

【治疗】（1）取耳穴：心、神门、皮质下、枕、肝、脾、胃、脑干、耳尖（放血）（图2-36）。

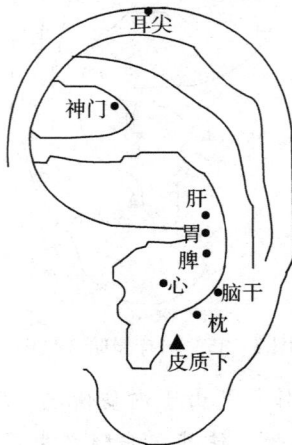

图2-36　治疗精神分裂症穴位图

（2）取腕踝针双上1。

（3）要求病人以此法治疗时，停用医院出院时所带的一切镇静安眠药及中成药，由病人家属保管并负起责任。因为既然在医院治疗无效，也就不须再用医院所开的药；否则也难以观察针刺治疗有效与否。

针法：耳穴以1寸毫针直刺，留针50分钟，每10分钟，捻转强刺激泻法，行针1次。双上1穴以2.5寸毫针行平刺法，进针2寸深为度，可不行针。

【疗效】每天傍晚针刺一次，连针3天。第一天针后夜里可入眠3小时，次日睡眠好转，至第三夜可睡眠5个多小时。患者哭笑自语、怪唱高歌、搔挠不宁等症均已基本停止，饮食进步，答问准确。第四日起除同上法针刺外，又以中药柴胡龙骨牡蛎汤合中药温胆汤加减煎服，针药并用至第七日病人一切症状悉除而告愈，继巩固治疗3天，与第十天带中药3剂回家煎服。之后9年随访2次，健康无恙。

【按语】（1）该患者由于早年丧偶，又加家事不睦，精神受挫，肝失条达舒畅之性，思虑伤脾，脾失健运而痰湿内停，致痰气交阻。

扰乱神明而诸症丛生，由于痰、湿、气三者郁而化热，亦致病情亢奋之症可显而易见。

（2）治疗取穴所以选肝、脾、胃，意在疏肝解郁理脾除湿，使气郁痰湿结聚之征得到解除；耳尖放血以祛邪热；取心、神门、皮质下、脑干、枕及双上1等穴合力调整神经功能，既能宁心安神，又能醒脑开窍，以针为主辅以中药协助功专力宏，当获效满意。

（3）当病人神清病愈之机，要做好病人的思想开导和心理调适工作，使之心情好，精神畅，能够正确对待自己，正确对待客观现实，这对病人的康复和疗效巩固有益。

（4）病愈后除作好思想工作外，还要注意休息，不能熬夜，避免思想刺激也很重要。记得1981年本县朱阳关镇一女精神分裂症患者，用耳针3次即获显效而停止发作，但因连续数天看戏到深夜，没有休息好，引起疾病复发。虽然最后获得治愈，可走了弯路，加重病人之苦，所以休息好亦至关重要。

幻觉症

【病案】张某某，男，12岁，学生，1988年8月8日初诊。

主诉：自觉身体变形5天。

5天前坐小车从县城到五里川这一路段，由于半路出车祸，小车突发大的振动，掉至丈余高路旁河沟。这种突如其来的惊吓，使患儿感到惊恐，夜不能寐。不时感觉到整个身子变得很高很大，忽而又变得很小很小，继则觉得四肢细如笔杆，而手足大如升斗，阵阵发作。坐卧时特别容易发作。本人控制不住。上学时更是频繁发作而不能继续学习。

诊见：神志恍惚，精神欠佳，饮食一般，二便无异常，舌红苔黄，脉弦而细。

【诊断】幻觉症。

【辨证】气血逆乱，神不守舍。

【治则】调气养血，镇静安神。

【治疗】取耳穴：心、脾、肺、肝、神门、枕、皮质下、肾（图2-37）。

常规贴压耳穴，嘱其每天按压6次以上，每次按压1分钟许，达到耳廓有热感，并要求不要吃刺激性食物，生活要有规律，避免深夜不睡看电视。

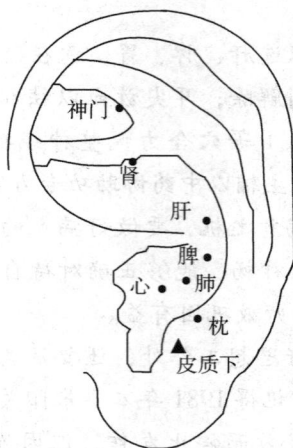

图 2-37　治疗幻觉症穴位图

【疗效】贴耳穴，让其勤按压耳穴，当天下午一切症状消失，次日上学亦无不适感。3 个月疗效巩固。但于 1988 年 12 月 6 日诸症复发，但症状较轻，如上法连贴 2 次（每隔 5 天贴 1 次），至今 10 余年疗效巩固。

【按语】本例幻觉症属车祸引起惊恐、害怕，致气血逆乱，神不守舍而发病，故治疗取耳穴心、脾、肝、肺、肾可调气血，益阴阳，使气血不乱，阴阳相平；心又与神门、枕为伍可有镇静安心神之效用。总之以上诸穴合用，可平调逆乱之气血，平衡失调之阴阳，安定浮越之心神。又取皮质下调节大脑皮层兴奋与抑制的失衡，最终使诸症皆除，幻觉平息，疗效看好。

面肌抽动症

【病案】付某某，男，12 岁，学生，1992 年 8 月 18 日初诊。

主诉：嘴左右抽动半天。

上午兄弟二人下象棋时发生口角，争执不下，互不相让，怒火上升，精神受到强刺激，当即发生嘴向左右外上方来回抽动，形成整个面肌往返抽动，其父领来诊治。

诊见：神志尚清，有怒火气盛之势，面赤唇干，看到嘴右角严重抽斜至右外上方，旋即又抽向另一方，即左嘴角严重抽斜至左外上方，致使患者异常难受，说不成话，感到痛苦。其舌红苔薄黄，脉弦有力。

【诊断】面肌抽动症。

【辨证】肝经风热内动，邪袭面肌络脉。

【治则】清热平肝息风。

【治疗】取耳穴：心、肝、脾、肺、神门、皮质下、枕、面颊、耳尖（放血）（图2-38）。

除耳尖放血外，余穴均以贴压王不留行籽以按压治疗。

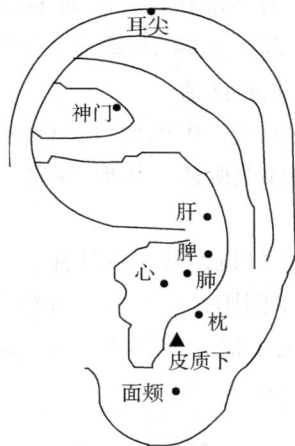

图2-38 治疗面肌抽动症穴位图

【疗效】贴压耳穴后给予及时按压，随即看到面部抽动停止，让回家按压以巩固疗效，观察随访10年之久，从未见犯病，现已参加工作。

【按语】本例患者嘴向两侧外上方不自主来回抽动，幅度之大，面肌抽动之剧，实属罕见。据病情知精神受冲动刺激，心火过亢，肝风内动，风火交加，面肌经络受袭而为患。

治疗取耳尖（放血）、肝可清邪热平肝息风，心、肺、脾可调和气血阴阳以息风，心、神门、皮质下、枕协同有较强的镇静安神之效以助息风，皮质下又可调节大脑皮质兴奋与抑制功能的平衡状态，使其心平气和，精神安逸，对疾病恢复起到快速促进作用，总之，用穴恰当合拍，面肌抽动速愈。

怪病一则

【病案】范某某，女，47 岁，农民，2002 年 8 月 2 日初诊。

主诉：急躁伴两手心足心困麻、牙痛 2 年。

两年前不明原因开始发生急躁，在房间想出门，到门外又要进屋，坐卧不宁，躁动不安，神昏颠倒。如此症情呈阵发性发作，有时一两个月发作 1 次，有时一月数发，发作的同时还感到两足心和两手心困麻难忍，憋气难耐，甚感痛苦。并伴发剧烈牙痛，服中西药都不能止其痛，曾先后多次在病发作时要求拔牙，最多一次要求游医拔掉七颗牙，现在满口只剩 15 颗牙。几年来多方求治无见效，仍是阵发性发作，故来我科试治。

诊见：神志清，精神差，焦虑面容，行动不安，查口腔牙齿 15 颗，欠牢固，其他症情如上所述。其脉弦略数，苔厚。

【诊断】怪病。

【辨证】阴阳失调，气机逆乱，扰乱神志，诸症丛生。

【治则】调五脏以平阴阳，宁心神，镇静止痛。

【治疗】取耳穴：心、肝、脾、肺、肾、枕、交感、皮质下、牙痛奇穴、神门（图 2 - 39）。

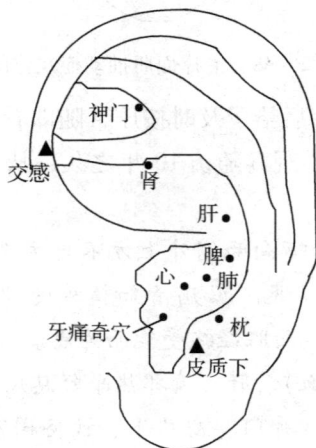

图 2 - 39　治疗怪病一则穴位图

耳廓常规消毒后贴压耳穴，令其每天认真按压耳穴 5 ~ 6 次，若觉病欲发作，可随时按压以平息疾病来势之苦。

【疗效】贴压耳穴后，笔者随即给予按压3分钟左右，患者自述诸症均消失，第五天复诊疗效巩固。

2003年1月3日复诊云：初诊至今，一切如常人，病愈。要求再如法巩固治疗，照办。

【按语】五脏为一身之本，阴阳之根，取五脏之穴心、肝、脾、肺、肾可使五脏调和，阴阳相平，气机无逆乱，神志有所归，诸症自然失。皮质下、交感可调节大脑皮层功能和自主神经，有助疾病向愈。另外心、神门、枕、皮质下又能协同镇静安神，牙痛奇穴治牙痛特效，诸穴合用使多年顽疾而得愈。

嗜睡症

【病案】郭某某，女，52岁，1989年6月12日初诊。

主诉：嗜睡症30年余，近月余加重。

患者30年余前开始，一直处于嗜睡状态，无头脑清醒精神振作之时，昼夜以床为伴，每天睡12～16小时，不能醒来，近月余嗜睡加重，一天到晚处于嗜睡状态，睡得不知吃饭，须拉着起床就餐，吃饭时嗜睡迷糊致筷从手中掉落地上而不知，四五个碗都被先后掉落地上损坏而不晓，其人食少纳呆不知饥，身困乏力不支身，脘闷不适，不能操持家务和正常干活。其家人实感无奈，曾去不到半华里路程的县医院，还倒卧在路旁睡上一觉才能走到，曾在他院查血、尿、大便常规正常，多方求医罔效，今在家属鉴护下来求治。

诊见：神志淡漠，精神萎靡，呆坐欲睡之势，舌白苔腻，脉滑有力。

【诊断】嗜睡症。

【辨证】痰湿内盛，清窍被蒙。

【治则】调理阴阳以祛痰湿，佐开清窍以醒神明。

【治疗】取耳穴：口、心、肺、脾、肝、肾、皮质下、丘脑（图2-40）。

常规贴压所取耳穴，每天按压穴位6次以上，多者更好，每次按压2分钟许，必须让其家属做好耳穴按压工作，嘱隔5天再来复诊。

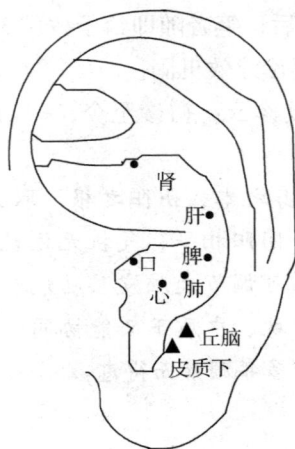

图 2-40 治疗嗜睡症穴位图

【疗效】经贴耳穴按压治疗 5 天，嗜睡症减轻（每天睡 11 小时左右）。经第二次贴耳治疗按压 5 天，嗜睡症基本消除（一天睡 9 小时）。经第三次贴耳治疗 5 天，嗜睡症基本获愈（一天睡 8 小时左右）。后又巩固二次，前后经 5 次贴压耳穴，20 多天治疗，使 30 年余的嗜睡症获愈，后经 3 年多的随访，其操劳家务、干农活已如常人，甚感喜悦。

【按语】静属阴，动属阳，患者嗜睡而少动，乃属阴气盛，而阴阳不和，阳气不布，无形之痰内扰神明所致。故治疗应调和阴阳，使阴平阳秘，则会精足神明。为此必须疏理气机以祛无形之痰湿。因为气属阳，无形之痰湿属阴。气机调和，则阳气转旺，阳气旺，则痰饮消，其所蒙闭之脑醒窍开，加之贴耳穴的补气助阳，自然精神大振，嗜睡自除。

心主血，主神明，肺朝百脉，主气，脾主运化，主升清，胃主受纳，主降浊，肝主疏泄，可调畅气机，肾主藏精，生髓通于脑，又能助阳以祛痰湿之邪，故取心、肝、脾、肺、肾五脏穴位为伍，可理气血以平调一身之阴阳；脾、胃二穴合用可补后天，且能升清降浊，阳气得以输布，痰湿阴邪得以驱逐；取肾亦能助阳以祛痰湿之邪，加强补肾健脑作用；与经验口穴为伍（外国称口穴为疲劳点）可直接振奋精神。脑为精明之府，故取皮质下，可调节大脑皮层兴奋与抑制功能，使之得到平衡；丘脑，相对应于下丘脑，是自主神经中枢，对内脏及体内生理活动，有一定调节作用，对嗜睡症有效。

总之，取以上耳穴为伍则可达到"阴平阳秘"，精气神俱旺，精足气盛神自灵，嗜睡症自然得以根除。

下肢瘫痪

【病案】 王某，女，12 岁，学生，1989 年 4 月 29 日初诊。

主诉：两下肢瘫痪 3 天。

患者 3 天前在校与同学开玩笑，某同学趁患者不防备之际，从后面把座椅暗移别处，致患者坐了个空，一下仰倒在地，当即头撞后面桌子上。随即头痛头晕，昏沉迷糊，恶心呕吐，两下肢瘫痪失灵，不能行动。经住某医院，诊断为"马尾神经受损，脑震荡"。经治头痛、恶心、呕吐已止，头晕昏迷消失，惟遗尾骶部痛，两下肢瘫痪，失眠严重，今日家人背着到我诊室就诊。

诊见：神志清，精神差，不能站立和行走，两人搀扶也不能抬足，触按两下肢知觉仍存，尾骶椎部位痛处也不肿胀，皮色不变。

【诊断】 下肢瘫痪。

【辨证】 气血逆乱，经络不通。

【治则】 调理阴阳气血，使精气神旺，经络得通，肢体康复。

【治疗】 （1）取耳穴：心、肝、脾、肺、肾、皮质下、神门、骶椎（图 2-41）。

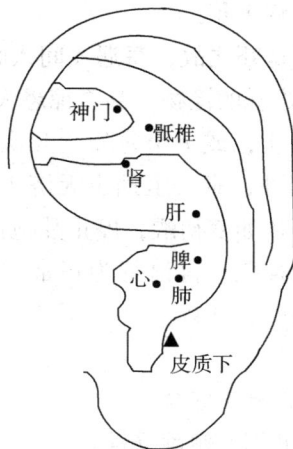

图 2-41 治疗下肢瘫痪穴位图

（2）取体穴：人中、隐白。

病人取仰卧位，先进行针刺部位消毒再行针刺，除人中与耳穴的皮质下、骶椎斜刺外，余穴均直刺，每10分钟平补平泻行针1次，留针45分钟。

【疗效】针刺45分钟时拔针，患者在别人搀扶下可缓慢行走。次日来复诊，独自可步行四五米，如法针刺治疗。第三天复诊，行走基本正常，尾骶骨痛已消失，睡眠改善。除体穴人中、隐白二穴不针外，耳穴改用贴压法治疗以巩固疗效。再五日其父来云患者已上学读书，病愈。

【按语】人受惊恐，气血逆乱，阴阳平衡失调，经络受阻，肢体功能失常，致下肢瘫痪不用。故取五脏之穴心、肝、脾、肺、肾，因为五脏为人一身之主宰，五脏健，则阴阳气血昌盛，精气神俱旺，经络畅通，肢体功能即可得到恢复；另取皮质下可调节大脑皮层功能与人中配合可醒脑开窍；加取足太阴脾之井穴隐白可振兴中州，通调四肢经络气血，均利肢体功能复常；骶椎为相应部位取穴，与神门相伍，止痛甚佳。

以上诸穴为伍施治，达到调五脏，使精气神旺、经络得通、肢体功能复常，佐以醒脑开窍、镇静安神止痛之要穴而收功。

夜游症

【病案】周某，男，10岁，学生，2001年4月15日初诊。

主诉：常发生夜游症1年。

患者1年前由于受惊吓之故，每遇夜间入睡后12点左右定时呼叫"害怕"，因看到难看的怪物，甚至惊恐大哭、大喊。此后常发生夜游，几个月发生1次，或1个月发生几次。发作时，常在夜半起身乱跑，甚则跑出门外，家人阻挡也无济于事，还向外跑，当以严厉口气呼喊其名，这才如梦初醒，停止乱跑行为。

诊见：神志清，精神疲，言语行为正常，查体合作，神经反射无异常，舌质红，苔略厚，脉数。

【诊断】夜游症。

【辨证】气血逆乱，神不守舍。

【治则】调气血安五脏，镇静安神。

【治疗】取耳穴：心、肝、脾、肺、肾、神门、皮质下、枕

（图 2 - 42）。

常规贴压耳穴，并让其按压，每日 6 次，每次按压 2 分钟左右，天天如此，5 天后来复诊。

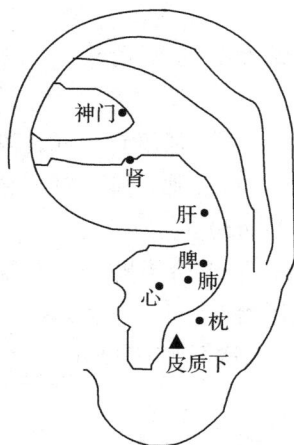

图 2 - 42 治疗夜游症穴位图

【疗效】2002 年 9 月 1 日，其家长带孩子前来云："经贴压耳穴一次后一年多来，夜游症未发生，但近日有一夜间又有恐惧感和大喊大哭一次，故前来求治。"效不更法，贴压耳穴，给予治疗以预防夜游症的发生。

【按语】患者受到惊恐后，五脏有一脏伤则会影响其生克制化功能，发生连锁反应，使五脏气血逆乱，神不守舍，遂发为此病。故取心、肝、脾、肺、肾以调节五脏正常功能，使逆乱之气得以平息，同时心、神门、枕、皮质下相伍，有较强的镇静安眠作用，故心神得安，大脑皮层功能得以恢复，元神得宁，夜游症自能消失。

脑鸣症

【病案】田某，男，10 岁，学生，1993 年 10 月 23 日初诊。

主诉：脑鸣已近月余。

患者月余前始觉脑鸣如蝉叫，昼夜不停。父、母等家人贴近其头部可听到蝉鸣样声音，父母感异常惶恐、忧愁，不知儿子脑子里出了什么问题。本病直接影响患者的睡眠和学习，使学习成绩下降，并伴眩晕，脑子昏而不清。饮食尚可，二便自调，曾在他院诊治未果。

【诊见】：神志清，精神不佳，本人贴近患儿头部未闻及脑鸣，但其家人可听到，甚感罕见。观其舌红苔厚，脉略数。

【诊断】脑鸣症。

【辨证】肝经风热之邪，上壅清窍，五脏精气不能充养脑窍所致。

【治则】调五脏气血阴阳，使脑窍得养，风热得除，脑鸣得安。

【治疗】取耳穴：心、肝、脾、肺、肾、交感、枕、脑干、皮质下、耳尖（放血）（图2-43）。

按照以上所取穴位，常规给予贴压，并嘱每天按压6次以上，家人应给予配合实施按压治疗。

【疗效】经按压耳穴，次日脑鸣已止，10多年来未复发，睡眠尚好，现从事司机工作。

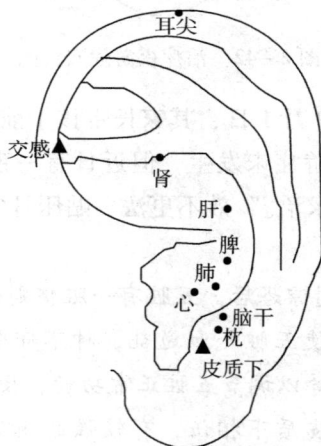

图2-43 治疗脑鸣症穴位图

【按语】该病治疗取耳尖放血配合取心、肝、脾、肺、肾五脏可清在内之邪热，调其气血阴阳，使脑窍得养，加之枕、脑干、皮质下、交感等穴可镇静安神，又可使大脑神经系统得到良性调节，使脑鸣速止。

呃逆

【病案】贾某某，男，35岁，干部，1995年3月6日初诊。

主诉：呃逆 1 天。

患者 1 天前因过食刺激食物，加之情志不舒，随即引起呃逆之症，频频发作，呃声不断，形成夜不能寐，食纳不佳，影响工作，特感苦恼，前来就诊。

诊见：腹部平软，呃声不断，情绪焦躁，舌苔白，六脉弦而有力。

【诊断】呃逆。

【辨证】肝胃不和。

【治则】疏肝和胃，降逆止呃。

【治疗】因患者拒扎针，又要求快治，笔者随用两手拇指甲按压两耳耳中穴为主，结合按压肝、胃（图 2－44）。

【疗效】将两耳耳中穴紧紧按压，呃逆声当即停止，连续按压数分钟（包括按压肝、胃二穴）后，停止按压，呃逆声再未发。几年来疗效一直巩固。

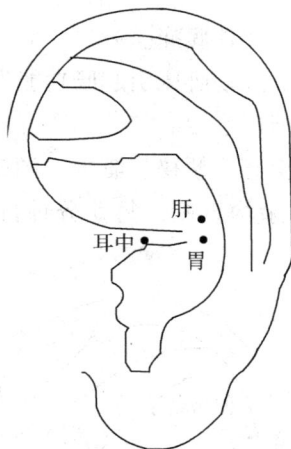

图 2－44　治疗呃逆穴位图

【按语】（1）呃逆又称"哕声"，西医认为是膈神经受刺激而引起膈肌痉挛，中医认为主要是胃气上逆所致。今肝郁气滞，加食刺激之物影响胃不能以通降为顺，返而上逆所致。

治疗以两手大拇指甲紧按两耳耳中（膈）穴为主，又配合按压肝、胃二穴，这样既可抑制膈神经使之痉挛得解，又可调和肝胃，使肝郁气滞得消，胃气上逆之势得除，病可获愈。

（2）如果病程过长，病情特别严重、有顽固之势，可以耳针配合他法以治之。

便　秘 （截瘫引起）

【病案】周某某，男，68 岁，退休干部，2003 年 8 月 24 日就诊。

主诉：便秘伴腹痛 13 天。

去年 9 月份患者因车祸造成截瘫，截瘫后二便失禁。于半年前大便每 4~5 天解 1 次，甚或 6~7 天解 1 次，便干难解，常服用番泻叶或果导片等泻药以解便秘之苦。之后此病渐加重，甚之近来 13 天未解大便，连服果导片 3 天，开塞露外用未达便通之效，伴腹部胀痛难耐，家人将其以轮椅推至我院。病人一见我就要求灌肠通便，当我了解情况后对他说："你无法行动，就坐在轮椅上，给你扎耳针治疗，等 40 分钟，若能大便就可免得灌肠。"经病人应允后笔者给扎了耳针。

【诊断】截瘫引起便秘伴腹痛。

【辨证】由于截瘫和长期卧床引起肠功能失调。

【治则】调整肠功能以通便。

【治疗】取耳穴：交感、便秘、艇中（图 2-45）。

除便秘穴斜刺外，余均直刺，每 5 分钟行针 1 次。行平补平泻手法。

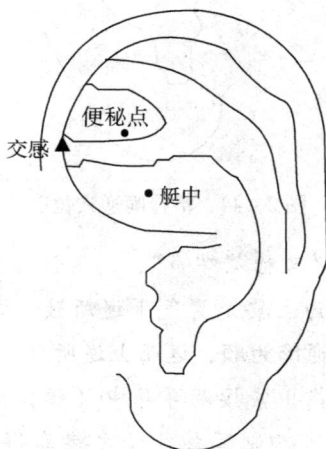

图 2-45　治疗便秘穴位图

【疗效】针刺到 25 分钟左右，其妻闻及臭味，知大便已解，经观察无误，原准备留针 40 分钟，现须提前拔针，因已解除便秘腹胀痛之苦。

【按语】耳针治便秘常能针到病除。实践证明，不管是老年性习惯性便秘、截瘫引起的便秘，还是肠麻痹引起的肠梗阻的大便不通，以及由便秘引起的腹胀、腹痛，均可用耳针进行治疗，调整肠功能，通便除痛苦。屡用屡验，疗效迅速。

大便失禁

【病案】岳某某，男，80 岁，住内科病房，2011 年 11 月 15 日初诊。

主诉：大便失控已 3 天。

患者于 3 天前因便秘而在他院用泻药（药物、药量不详），使大便质稀而泻下不止，紧接着大便失禁。连日来一有粪便就自行排出，肛门不能约束，每每大便在床上或裤内，甚感痛苦，而无效法可治，特邀余会诊治疗。患者疲困乏力，卧床不起，饮食欠佳。

诊见：肛门口直径约 2.5cm，不能自行收缩，并可看到肛门口处有少许粪便。病人卧床，手足不温，舌淡苔白，脉缓无力。

【诊断】大便失禁。

【辨证】脾肾亏虚，中气不足，引其肛门失约，收缩无力而致大便失禁。

【治则】补益脾肾，强化肛门收缩之功。

【治疗】以耳穴配合体穴治疗。

（1）耳穴：脾、肾、小肠、大肠、直肠下端、肝（图 2 - 46）。

（2）体穴：百会。

耳穴行直刺，百会横刺，留针 30 分钟，每 5 分钟可轻手捻转补法行针一次。

【疗效】以上法经 3 天治疗，18 日复诊时，查看肛门口已收缩至正常状态，大便昨日已恢复正常，同法再治 3 天以巩固疗效，前后共治 6 天，病告愈。

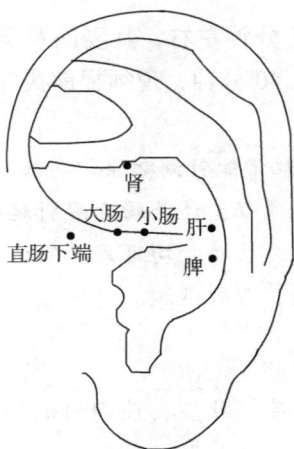

图 2 - 46　治疗大便失禁穴位图

【按语】本案患者年老体弱，正气本不足，不受攻伐，但偏遇猛攻泻药，致脾肾俱亏，中气不足，引其肛门收缩无力，因而大便失禁。故取脾、肾以温补先后天之功，使阳气复，正气足，自然有助肛门收缩之功；取大小肠、直肠下端，既可调节肠道功能，又可强力协助肛门复常；取肝穴可疏通气机，并能解除老年患者郁闷之心情。

取体穴百会意在加强补益中气，对肛门收缩有协同之功。

（说明：本人在 30 年前，以百会配长强治一 6 岁的小儿刘某顽固性脱肛，经针刺而愈。）

季节性浮肿

【病案】孔某某，女，52 岁，2010 年 3 月 29 日初诊。

主诉：每遇春季发生浮肿 4 年之久。

4 年前不明原因，正值春季，发现两膝以下浮肿，午后更甚，双足与双眼睑亦浮肿，自感少气无力，情绪郁闷，身有烘热感，特来求医。

诊见：患者双膝以下至足浮肿，按之有凹陷，皮色正常，双眼睑浮肿，舌质红苔薄，脉弦。排除心、肾、肝相关疾病引起的浮肿。

【诊断】季节性浮肿。

【辨证】此乃春季，阳气升发，肝旺于春，今肝郁影响脾不健运，使气血不畅，致浮肿发作。患者情绪郁闷，身有烘热感，则属更年期症候。

【治则】疏肝解郁，补中健脾，调和气血。

【治疗】（1）取耳穴肝、脾、心、肺、三焦，肾上腺、风溪常规贴压耳穴，要求每日耳穴按压5次以上，以行治疗（图2-47）。

（2）另加消风散去石膏加泽泻、牛膝。3剂药，水煎服，日服2次。

【疗效】4月5日前来复诊，郁闷除，烘热退，浮肿全消，自觉体健身轻，要求如法巩固治疗一次，照办。

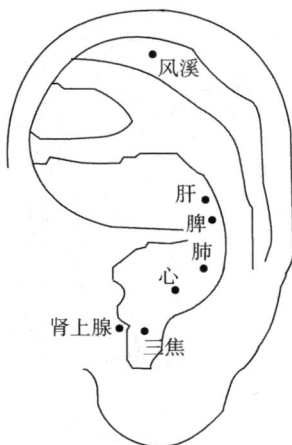

图2-47　治疗季节性浮肿穴位图

【按语】取穴依据：每遇春季而发浮肿，春日肝当旺时，而肝郁气机不畅，脾土被困，脾主四肢又主运化，今脾土被困，运化失职，气血受阻，浮肿即生则自然之理。故取肝、脾疏肝解郁，健脾助运；加心、肺、三焦，既能调气血，又能通调三焦，使气血调、水湿除，浮肿自消；取肾上腺与风溪二穴，因该病与季节气候密不可分，故取此二穴可消除患者对季节气候之敏感而造成的患病之灾。

至于用消风散去石膏加泽泻、牛膝者，恐其病久应加大攻其病邪的力度而协助耳穴治疗之功。

口唇咀嚼症

【病案】张某某，男，41岁，2010年8月13日初诊。

主诉：口唇咀嚼不止症已2月。

在 5 个月前开始觉牙齿麻凉，渐发展成口唇咀嚼症后，一天到晚无休止，只有入睡时可停止，醒后病发如故，到过几个医院，又到县医院开了调节神经药物（药物不明），用后病情如故。

诊见：口腔及牙龈无腐烂，舌苔无异常。

【诊断】口唇咀嚼不止症。

【辨证】口唇脾所主，肝脾不和，邪风侵袭，口唇咀嚼不止。

【治疗】取耳穴：口、脾、肝、皮质下、神门（图 2 - 48）。

常规针刺以上耳穴、留针 30 分钟，每 10 分钟捻转行针一次。

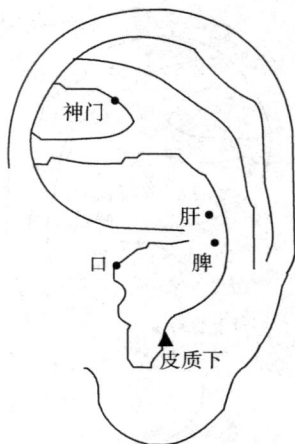

图 2 - 48　治疗口唇咀嚼症穴位图

【疗效】诸穴一针刺上，就可见口唇咀嚼动作渐止，其症状已减轻，先后经 5 次治疗（每日 1 次）而症消病愈。

【按语】该患者所现症状，无法定名，只好以中医如"头痛"、"眩晕"等以症状命名为例而定为"口唇咀嚼症"，如口内咀嚼食物一样，不停在空口咀嚼。

该症取耳穴口有调整口唇功能异常的作用；取肝、脾可加强和调理肝、脾二者功能和谐，使邪风不能侵，其症自止；神门可安神定志以止痛；皮质下可使元神之府—脑功能指挥无误而下安，其病自可向愈。

二、外科疾病

肠痛 （急性阑尾炎）

【病案】付某某，男，11 岁，学生，于 1987 年 8 月 31 日初诊。

主诉：腹痛 1 天。

患者昨天上午开始上腹部呈阵发性痛，恶心呕吐，吐出少量食物，今早转为右下腹痛，饮食锐减，大便一天多未解。

诊见：神志清，精神差，痛苦面容，呐喊腹痛，检查虽脐周有轻微压痛，但右下腹阑尾部压痛与反跳痛非常明显，腹肌稍紧张，小便浑黄，苔黄腻、脉数。查体温 37.5℃，血常规：血红蛋白 120g/L，白细胞 12.4×10^9/L，中性 0.79、淋巴 0.21。检查耳廓下腹及阑尾穴压痛明显。

【诊断】肠痛。

【辨证】气滞血瘀，湿热蕴结。

【治则】理气活血祛瘀，清热消炎止痛。

【治疗】取耳穴：阑尾、腹、肝、脾、肺、神门（图 2 - 49）。

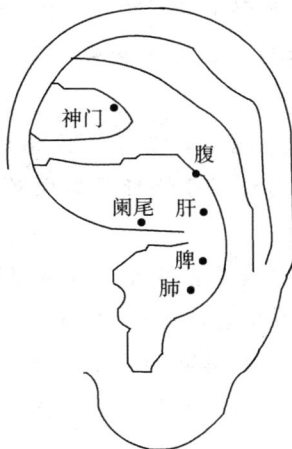

图 2 - 49　治疗肠痈穴位图

找准阑尾及下腹压痛点，然后进行消毒后用王不留行籽对准上述穴位进行贴压治疗。并嘱每天按压6次以上。

（2）自拟中药肠痈汤：当归12g，赤芍12g，金银花15g，连翘15g，陈皮12g，青皮12g，乳香10g，没药10g，枳实12g，延胡索12g，大黄5g，白芍15g，甘草5g。两剂中药，每日1剂，分早晚2次煎服。

【疗效】当耳穴贴上后，当即给予按压片刻已觉腹痛缓解。至9月2日复诊，经48小时后，患者症状体征全失。查体温36.5℃，血常规：血红蛋白110g/L，白细胞6.7×10^9/L，中性粒细胞0.68、淋巴细胞0.32。一切好如常人，同上方去大黄再给一剂中药以巩固疗效，耳穴不须贴压，原贴耳穴可继续每日按压6次左右。

经3年随访疗效巩固，10年之后随访，一切正常。

【按语】（1）正由于此肠痈属气滞血瘀，湿热蕴结所致，故须理气活血祛瘀，清热消炎止痛。治疗取耳穴：阑尾、腹为相应部位取穴，有直接消炎止痛之效，神门消炎镇静止痛，肝、脾可疏肝解郁、理气活血以止痛，肺与大肠相表里故取其治疗。由于耳穴治该病止痛极好，故患者治疗第二天照样上课学习不误。

肠痈方剂中青陈皮、枳实、延胡索可理气止痛，金银花、连翘能清热解毒，消炎止痛，当归、赤芍、乳香、没药可活血化瘀止痛，白芍可解痉止痛，大黄可泻下以清肠热，甘草调和诸药。

耳压法与中药共奏理气血、祛瘀滞、清邪热功效，使肠痈之病可获速愈。

（2）注意用药加减：若热较重（体温38℃以上），加重金银花、连翘各30g，再加柴胡15g，另外行耳尖穴放血，若有腹泻可去大黄。小儿用药应酌减量。

（3）10余年来共收治急性阑尾炎病人33例，均在门诊治疗，无须住院。其中30例均在治疗后48小时症状体征消失，体温和血常规恢复正常，就连当时化验室的人员都非常惊奇血象下降得这么快。有3例未经血常规复查，均给再开3剂中药以巩固治疗，治愈率达100％。

（4）用该法治急性阑尾炎有花钱少（平均每人不到40元）、疗效快（48小时可愈）、止痛快（几分钟即可缓解疼痛）、不开刀、无痛苦、无不良反应、易推广等特点。

（5）遇阑尾炎患者有化脓性包块者行外科手术为宜，曾在门诊遇到此类病员一人，当即转外科手术处理，以求安全为好。

（6）说明：慢性阑尾炎用贴压耳穴办法亦可奏效。曾先后治10余例慢性阑尾炎，除1人加用中药治愈外，其余均用贴压耳穴而治愈。而且一般多能经1次贴压治愈。如患者李某患慢性阑尾炎6年，不定时阑尾部发生疼痛，每次发作均须服消炎药，注射青霉素可止痛，但不能根除。某区医院劝其手术治疗，被拒。于1987年8月6日给予耳压疗法，按压片刻痛止，嘱其每天坚持按压。仅经这一次治疗，病人即喜获治愈。观察2年以上疗效巩固。

肠梗阻　（麻痹性）

【病案】张某某，男，69岁，干部，于2003年5月27日初诊。
主诉：腹胀满伴不大便、不排气已9天。

患者于5月15日晚因肠梗阻（乙状结肠扭转）手术，术后第三天开始进流质饮食及渐进普食5天。由于腹部胀满、疼痛不适、不大便、不排气，曾几次服用大承气汤及灌肠等，无效，并给予胃肠减压、肛门插管以助排气，诸法治疗均不能奏效，且腹部胀满越来越重，不大便、不排气症状依然存在。

诊见：病人消瘦，卧床不起，从5月18日起至今已9天不大便，肛门不排气，腹部胀满极为严重，腹形如鼓。精神萎靡不振，面色苍白无华，唇口干燥，皮肤弹性很差。插有胃管作胃肠减压，插有肛管助排气，因前列腺增生而插导尿管排尿。无阵发性腹部绞痛及肠蠕动亢进表现，肠鸣音极弱似无。X线检查：大小肠充气扩张。外科诊断为麻痹性肠梗阻。

【诊断】肠梗阻（麻痹性）。

【辨证】年老体弱，肠功能减退，加之腹部大手术后，使肠功能受损，气机不畅。

【治则】改善肠功能，加强肠蠕动以排便。

【治疗】取耳穴：交感、便秘点、艇中（图2-50）。
除便秘点斜刺外其余均直刺。

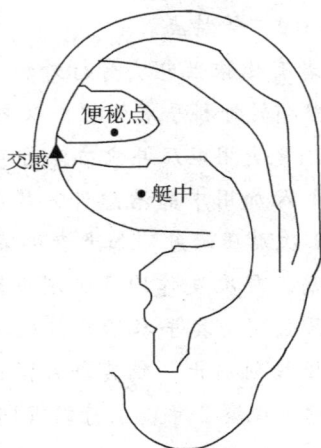

图2-50 治疗肠梗阻（麻痹性）穴位图

【疗效】11点5分开始针刺，10分钟后解大便1次，排出如核桃大4块硬便，又隔10分钟，又解下5块硬便。

28日7点50分扎针同上，留针30分钟，拔针后不到10分钟排出硬便5块，精神转好。由于小便时感到尿道痛，故在针刺时加取了肾、膀胱、前列腺和尿道四穴。

29日10点15分针刺至10点45分，针没拔，即排大便，大便为初始硬而后大量稀便，当即腹胀缓解。约半小时后又泻1次大便，至此肠梗阻完全解除，腹胀消失，小便痛已无，导尿管去掉，小便已通。

6月2日复诊：由于饮食不佳，给予贴压耳穴治疗，贴右耳胃、脾、肝、皮质下，贴左耳胃、脾、内分泌。让其家属给按压，每日6次以上。

6月4日巡诊：梗阻已愈，症状全消，饮食尚可。

【按语】（1）本例属腹部手术后继发性麻痹性肠梗阻，由于年龄较大，精神不好，病情严重，故5月24日下午组织全院有关医生会诊。经胃肠减压，肛门灌肠，插肛管排气，液体疗法抗感染，服中药大承气汤等给予通便，但始终不通，不能排气，腹胀满如鼓，肠麻痹十分严重。

在此情况下院方邀我针刺治疗：经27日第一次针次30分钟左右已排便2次（均是粪块），接着又连针2天，每天1次，每次针刺都能在 10 ～ 30 分钟内促其排便，从而可知耳针可有效改善肠蠕动功能，使麻痹状态的肠恢复正常蠕动，达到病愈目的。

（2）该疗法取耳穴交感和便秘点，可直接调节自主神经功能，调节肠的蠕动功能，促使大便能通，肛能排气，精神好转，加上贴耳穴又促进饮食好转，达到病愈目的。取艇中者可消除腹胀，又能促进肠腔蠕动，对疾病恢复更为有利。

内 痔 （嵌顿性）

【病案】岳某某，男，49 岁，农民，1973 年 8 月 6 日就诊。

主诉：痔核脱出不能回纳一天半。

患内痔已 10 余年，稍加劳作或行路就会脱出，坠胀微痛，但可手托慢慢回纳，稍加休息会略有缓解。过去曾多次服中药、化痔栓外用，仅能暂时缓解，从未根治。近日由于劳累过度，痔核于一天多前脱出，肿胀得厉害，又感坠痛，不能行动，致卧床不起，用手托亦不能回纳，甚感痛楚。

诊见：患者身卧在床，痛苦面容，痔核把肛门口全堵住，肿胀较大，痔核表面水肿发亮，笔者试着托痔还纳，几次未成功。

【诊断】内痔（嵌顿性）。

【辨证】气血瘀滞，血行障碍。

【治则】活血化瘀，行气血以消痔肿。

【治疗】（1）让患者俯卧，寻取痔点（靠近大肠俞近脊柱处）局部常规消毒，然后用消毒过的缝衣针，横行挑约 0.6cm，挑断白色肌纤维六、七根，然后进行消毒包扎即可，同样办法在相对应的另一侧挑后包扎。

（2）让患者仰卧，取耳穴：肛门（痔核点）、直肠下端、大肠、神门、肺、脾、交感（图 2 - 51）。

耳廓消毒后，以寸针直刺所取各穴，留针 40 分钟，每 5 ～ 6 分钟捻转行针 1 次（在针刺前必须找好肛门及直肠下端压痛点然后进行操作）。

【疗效】针刺以上各穴后，患者云："肛门有明显发热感，已不感到胀痛。"拔针后让其卧床休息以观后效，后知，次晨感觉良好，痔核消失，可下田干轻活，第三天领本队队员参加修公路打涵洞等重体力劳动。为证实其痔核是否治愈，嘱其月余后到医院检查，痔核确实消失，经10多年观察和几次随访，任何劳作不受影响，从未复发。

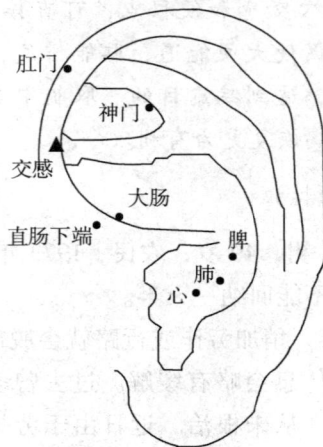

图2-51　治疗内痔（嵌顿性）穴位图

【按语】（1）痔核本不属急症，但由于是嵌顿内痔不能还纳，不能行动，卧床不起，痛胀难忍，故应属急症范围。

（2）肛静脉回流障碍，瘀滞成痔，劳作受累加感染致使其脱出，水肿、胀痛交加。故取肛门（痔核点），它是诊断和治痔的特定点；取直肠下端和大肠属相应部位取穴，可调节其正常功能及局部血液循环；心、肺、脾三者与交感为伍，可通行气血，活血化瘀，以助患者痔静脉回流畅达；神门为消炎镇痛要穴。诸穴合用能理气血行瘀滞，促进痔静脉回流，又有镇静消炎止痛之良效，使嵌顿之内痔免去开刀之苦而获愈。

耳针前运用大肠俞近处的痔点进行挑痔，若找不到痔点，挑刺大肠俞也可，这是一种中医传统疗法，有较好的治痔作用，此法在某些乡村医院和农村也早有开展应用的，在此应用此法结合耳针，其疗效有协同作用，也是起速效的原因所在吧。

肛裂痛

【病案】邓某某，男，25岁，1988年4月8日初诊。

主诉：肛裂痛已3月余。

有长期大便秘结史，近3个多月遇排便即感疼痛，便后稍有缓解，接着仍感疼痛，大便有时有鲜血染红手纸。

诊见： 肛管齿线下缘至肛门皮缘之间可见一溃疡性裂口，色红，无肛乳头肥大，哨痔及皮下痔等合并症。按胡伯虎氏的肛裂四期分度法，患者属二期肛裂。查其舌苔略黄，六脉显数象。

【诊断】肛裂痛。

【辨证】燥热便结所致。

【治则】清热通便，益气养血，佐以止血为法。

【治疗】取耳穴：交感，便秘点、心、肺、脾、耳中、神门、直肠下端（图2-52）。

耳消毒后行针刺，除便秘点直肠下端行斜刺外，余穴均行直刺，以平补平泻手法，留针45分钟，每5分钟捻转行针1次。针后常规再贴压诸穴并嘱其每天按压6次以上为宜。

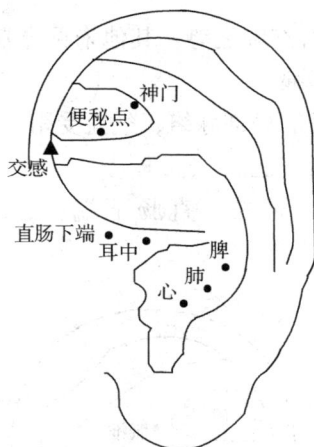

图2-52 治疗肛裂痛穴位图

【疗效】于5月21日复诊云："上次治疗后回家肛门痛已止，次晨排软便，无出血，5天来自觉一切如常，肛检知肛裂完全愈合。"给予如法再次贴耳穴以求疗效巩固。随访年余，病告愈。

【按语】（1）肛裂治疗应是以止痛和促进溃疡性肛裂愈合为目的。本例属中医燥热性肛裂，便秘又是致病的主要原因，故在治疗中取便秘点与交感二穴，既可通便，又能导大肠燥热下行外泄；直肠下端与神门为伍可起到消炎止痛之良效；耳中可起止血作用；心、肺、脾三者合交感有益气血，改善肛管微循环，使肛管患部得到营养，以促进肛裂快速愈合。总之，诸穴为伍共奏清热通便、益气行血而疗肛裂，佐以止血止痛而收功。

（2）肛裂病人大便常秘结，排便会引起疼痛，故恐惧排便，又因怕痛而不大便或推迟大便，导致粪便在直肠内停留时间延长，水分被吸收，形成大便更为干硬，这会形成肛裂越加深，疼痛越加重的恶性循环。故治愈后必须保持大便通畅，消除便秘，忌吃辣椒等刺激东西以防肛裂再发。

肛裂术后痛

【病案】王某，男，22 岁，1996 年 8 月 12 日初诊。

主诉：肛裂术后疼痛 3 天。

3 天前因肛裂术后一直疼痛，行动不便，大便时痛甚，特来要求贴耳穴治疗。

诊见：肛裂处稍有红肿之势，其他未见异常。

【诊断】肛裂术后痛。

【辨证】术后伤及肛局部脉络，气血受阻。

【治则】通经络活气血。

【治疗】取耳穴：骶椎、直肠下端、心、肺、脾、肝、神门（图 2－53）。

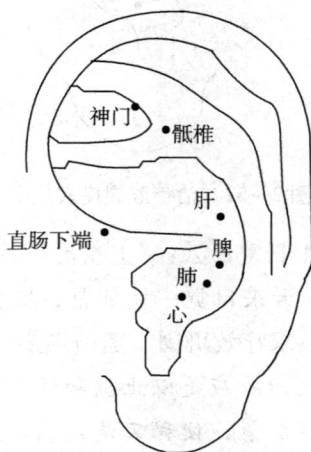

图 2－53　治疗肛裂术后痛穴位图

常规贴压耳穴，坚持每天按压 6 次，若觉痛即可不定时按压。

【疗效】贴后，遵医嘱日 6 次以上按压，次日疼痛全消，行动方便，一切正常，告愈。

【按语】取穴依据：直肠下端属相应部位取穴，可治局部病变；取心、肺、脾、肝可调气血，通经络，使病变局部经络气血调达，达到"通则不痛"的目的；神门可消炎止痛；骶椎属经络取穴。总之取穴配合恰当，疾病痊愈迅速。

三、妇科疾病

难 产

【病案】齐某某，女，24 岁，1982 年 2 月 16 日初诊。

主诉：初胎足月临产 60 小时未娩出。

于 2 月 13 日下午即腰部酸痛，临产腹痛，时剧时缓，胎儿不能娩出达 60 小时之久，伴纳差乏力，经某乡医院两次肌内注射催产素（每支 10IU），但仍未奏效，故邀余往诊，以救其难产之急。

诊见：神志清楚，精神疲惫，体态消瘦，面色无华，痛苦面容，不时呻吟呐喊，腹部呈足月临产之隆起状，舌淡苔薄白，脉虚大。

【诊断】难产。

【辨证】属宫缩无力型难产。

【治则】以耳针疗法，加强宫缩力度以助产。

【治疗】取耳穴：内生殖器、腹、腰椎、皮质下、交感（图2 – 54）。

耳廓消毒后，任取一侧，除下腹、皮质下行平刺外，余均直刺，针刺入后每 3 分钟左右捻转强刺激行针一次，直至胎儿娩出。

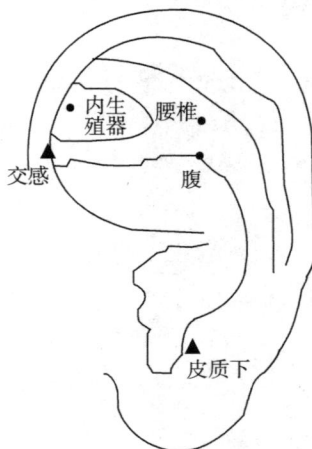

图 2 – 54　治疗难产穴位图

【疗效】从开始针刺入后算起（即 11：55）历经 10 分钟（即 12：05）结束难产之苦，胎儿顺利降生。

【按语】（1）在分娩过程中产力、产道、胎儿三个因素，只要有一个不相适应统称难产，本法只适用常见的多数为产力异常所致的滞产型难产。

（2）据临床经验可知，用该组穴针刺既能止痛，又能起催产之功效。

（3）难产中医可分气血虚弱型和气滞血瘀型，该法对二者均有良效。

（4）用该法催产 7 例，经针剂 10 分钟胎儿娩出者 1 例，20 分钟内娩出者 3 例，30 分钟娩出者 2 例，45 分钟娩出者 2 例。

（5）治疗反应，针刺入耳穴后，临产妇均感宫缩强，有规律，很快结束分娩。

（6）取穴依据：取内生殖器（子宫）、腰椎、腹有加强宫缩，促进分娩和止痛之效；取皮质下与交感有镇静和促其分娩的良性调节。

乳 痛 （急性乳腺炎）

【病案】孙某某，女，26 岁，1989 年 4 月 12 日上午 12 点 15 分就诊。

主诉：两乳房胀痛已 5 天。

在 5 天前（亦即产后 10 天）始觉两乳房胀痛，全身恶寒发热（体温 37.8℃），身痛不舒，两乳房渐胀大突起，住进某县级医院，诊断为双侧急性乳腺炎（乳痈）。经用青霉素、螺旋霉素等抗生素输液、打针，服西药，并用吸奶器连续抽吸也无济于事。诸法使尽无效，两乳房越肿越大，其丈夫在焦急之中用口对准乳头用力吸，仍无济于事。病势在加重，病人乳房胀痛昼夜不能入眠，饮食俱废。

诊见：整个两乳房胀大堪胸，触按双侧乳房坚硬如石，毫无波动感，皮色略红，有灼热感。患者精神疲惫不堪，连续呻吟，自述痛不欲生。查口干、便秘、苔黄、脉洪。

【诊断】乳痈（双侧急性乳腺炎）。

【辨证】乳络阻滞化热，热毒瘀积成痈。

【治则】理气通络，祛瘀止痛，清热解毒，散结消肿。

【治疗】（1）取双侧耳廓乳腺穴（图2-55），配体穴膻中。

将耳廓常规消毒后，用半寸毫针两根分别对准两耳乳腺穴外点透刺乳腺穴内点，用3.5寸毫针由膻中穴进针2.5~3寸，留针40分钟到1小时，每10分钟左右耳针行平补平泻手法，捻转行针1次，膻中以捻转和提插相结合，给予平补平泻手法行针1次。

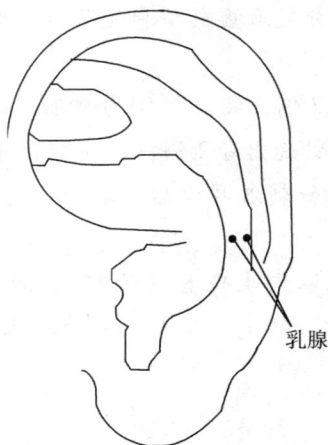

图2-55 治疗乳痈（急性乳腺炎）穴位图

（2）中药以仙方活命饮加味：金银花25g，连翘25g，防风12g，白芷12g，当归15g，陈皮12g，制乳香12g，制没药12g，皂角刺6g，天花粉20g，赤芍15g，柴胡15g，穿山甲6g，甘草5g，蒲公英25g。2剂，要求：中午12点到夜间12点前要把一剂药连煎2次的药液混合后分2次，服完。

【疗效】针刺入时，笔者以自己多年经验十分自信地告诉患者："经针药并用，很可能在12小时内乳房肿胀和疼痛两消失。"果然不出所料，次日其丈夫专程来院向余报喜曰："你这治法太神了，昨夜零点前乳房肿胀疼痛全消，今日能进饮食，也能入睡，太感谢您了。"嘱咐把剩余的一剂药煎服以巩固疗效。后经随访，患者于针后第三日出院，病愈。

【按语】（1）该患者是由于乳络阻滞化热，热、毒、瘀三者聚积成痈。故治疗取耳穴之乳腺以通乳络，乳络通则聚积在乳房内之热毒瘀具可排出；加之局部膻中穴可理胸膈之气，以助乳络畅通透达；加上重剂清热解毒祛瘀通络之药物，针药二者协同攻邪，功专力宏，取得速效。

（2）也可单用上述针刺治急性乳腺炎而收功。如患者杨某某，在哺乳期左乳房患乳汁点滴不通，其外上方有一鸭蛋大之肿块，全身恶寒发热，肿块肿胀热痛，但无波动感。随即以上法针刺，针后痛立止，一个多钟头患乳畅通。次日如法针刺巩固一次以达症状体征全消，病愈。但如果在较重情况下一定要针药并用为宜。

（3）该治乳痈办法是在产后无乳时针刺催乳疗效较快，多可在12小时内把乳催下的启发下，用该法治疗乳痈屡获成功。

（4）该针刺法治乳痈限于乳痈急性期未化脓情况下相宜。若已化脓则按化脓处理，忌用此法。

痛 经 （急性乳腺炎）

【病案】 杨某某，女，23岁，1988年8月13日就诊。

主诉： 痛经2年余。

患者2年多前开始，每遇月经来时小腹疼痛，甚之阵发性加剧，连及腰部亦痛，经色暗黑，有血块，经过则痛渐止。今遇痛经又作，要求贴压耳穴治疗。

诊见： 神志清，精神欠佳，痛苦面容。患者坐位时弯腰，两手按压小腹以减痛。舌质暗，脉弦。

【诊断】 痛经。

【辨证】 气滞血瘀。

【治则】 理气活血止痛。

【治疗】 取耳穴：内生殖器、腹、盆腔、肾、肝、交感、皮质下、神门、卵巢、内分泌、脾（图2-56）。

常规贴压耳穴，并嘱其进行按压，每日6次以上。

【疗效】 贴上给予按压后痛立缓解，可照常上班。要求下次月经来前如法再贴压耳穴1次，10多年来问及此事，疗效巩固。

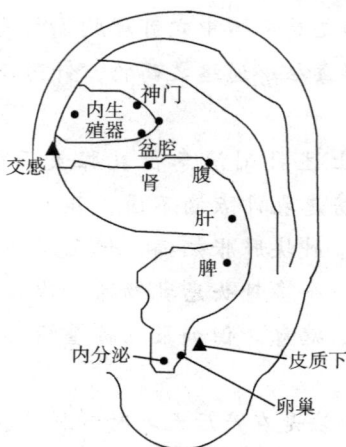

图2-56 治疗痛经穴位图

【按语】 （1）痛经虽有寒热虚实之分，或痛在气在血等不同，但主要的病理是气血失调致气机不畅，血行受阻，经脉不通则痛。总之气血阻滞，血行不畅为其共性。故取肝、脾可理气解郁通理血脉以止痛；神门镇静止痛；交感可解痉止痛；内生殖器（子宫）、腹、盆腔为相应部位取穴，可调理气血以止痛；取肾可补肾以调冲任而止痛；皮质下用以调解神经而利痛经；卵巢、内分泌取之可调节二者功能，有助于痛经的解除。

（2）一般原发性痛经均可按上法治疗，有效率可达100%，若遇继发性痛经，不能放弃原发性不治而求末舍本。

产后腹痛

【病案】 张某某，女，26岁，1977年3月18日初诊。

主诉：产后腹痛6天。

患者6天前足月顺产一婴，产后小腹部时时作痛，阵发性加重，连日不休。痛时阴道有少量血块流出，伴头晕气短。

诊见：患者半卧位于床上，神清，面色微黄，脉沉舌暗滞。

【诊断】 产后腹痛。

【辨证】 产后血瘀，气血不畅。

【治则】 理气活血止痛。

【治疗】 取耳穴：内生殖器（子宫）、盆腔、肝、腹、交感、神门（图2-57）。

常规消毒耳廓后行针刺，除腹与盆腔二穴斜刺外，余穴均直刺，留针30分钟，每10分钟平补平泻手法捻转行针1次。

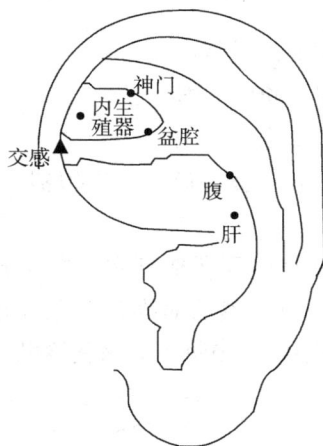

图2-57　治疗产后腹痛穴位图

【疗效】针后随即腹痛缓解，5日后随访，痛未作，恶露渐无，诸症悉除。

【按语】（1）产后腹痛中医谓之"儿枕痛"，实为子宫收缩不能复原引起。此例属中医产后气血不和，血气瘀滞所致小腹痛，故治疗以理气活血止痛为法。取内生殖器、盆腔、腹谓之相应部位取穴，可调气血以止痛；肝、神门可理气安神止痛；交感可调节子宫舒缩功能以止痛。诸穴合用，病告速愈。

（2）治产后腹痛均能应手取效，亦可取耳穴贴压疗法，认真按压仍可取得速效，这对畏针患者很相宜。由于那时未学耳穴按压法，故以针治之。

崩　漏　（功能性子宫出血）

【病案】王某某，女，46岁，1994年7月9日初诊。

主诉：经血淋漓不断2年。

患者两年来，每次月经来潮持续10~20天不定，淋漓不止，其色红，兼加有紫黑色血块、量多。兼见头晕目眩，气短乏力，腰部酸痛，饮食不佳。曾到西安市与洛阳市一些医院检查，均排除子宫肌瘤等器质性疾病，确诊为功能失调性子宫出血。多方服药疗效欠佳，近5天来又出血不止，且量多，特来就诊。

诊见：神志清楚，精神不振，面色微黄，舌淡脉弱，其他症情如上所述。

【诊断】崩漏（功能性子宫出血）。

【辨证】肝脾失和，冲任不固。

【治则】调补肝脾，兼固冲任。

【治疗】取耳穴：肝、脾、肾、内生殖器、盆腔、耳中、交感、内分泌（图2－58）。

用王不留行籽，常规贴压所取耳穴，惟盆腔穴可在胶布上成一字形贴上4个王不留行籽，然后对准盆腔至骶椎方向贴上。嘱每日按压5~6次，多者不限。并嘱每5天来复诊贴压1次。

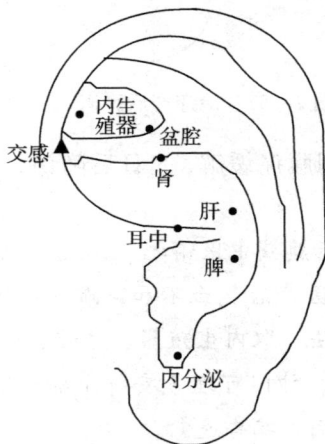

图2－58 治疗崩漏（功能性子宫出血）穴位图

【疗效】贴压1次出血基本止，不时有极少量出血。贴压2次后来复诊自述出血已止，进行第三次巩固治疗。后经3年随访疗效巩固。

【按语】（1）崩漏为妇女常见之病。阴道出血量多大下为崩，淋漓日久不绝为漏。二者又可互相转化，如久崩不止，气血耗竭，可变成漏；反之，漏久不止，病势剧进而成崩。《景岳全书》云："此等证候，未有不忧思郁怒，先损脾胃以及冲任而然者。"妇人以血为本，属血有余而气不足之体，且多愁善感，多为七情所困，从而引发气机不畅，肝郁恶土，肝脾失和，损及冲任。使肝失藏血之

108

功，脾失统血之能，加之肾气不足，冲任不固，此乃为崩漏的主要病机。临床治疗大凡从虚实两端。虚者不外脾与肾虚，使冲任受损；实则不外热因所致，而迫血妄行。又由血瘀者，可导致新血不荣，离经之血而为患，或瘀而化热，仍现热迫血行而病作。

（2）此例属脾肾两虚，兼加有瘀。故取肝、脾、肾可疏肝健脾，调气补肾，做到补气血、填精气、益冲任之功；取内生殖器、耳中可改善子宫功能，又可止血；取骶椎与盆腔属个人临床经验。曾遇一妇女李某某，因患尾骶骨剧痛不能行动卧床不起，邀余治疗，随即用耳穴贴压法治疗，虽未取止血穴，但贴后次日尾骶骨痛止，继至第三天她言身有经血量多大下之崩证已得到捷效而血止。后遇崩漏一病如法治有良效。此穴配伍治白带过多也有效应，不妨一试。取内分泌、卵巢相伍，可调节内分泌、卵巢功能，促进雌激素增加，可达止血的目的。另外说明一点，在这一组穴位组合中，还显示了这种方法治崩漏有活血止血的含义。即血止而不留瘀，以防后患，血活而不妄行，血归正道，这即称谓活血止血法之妙处。这也是笔者治各种出血疾患的独特心悟。

（3）曾用贴压耳穴之法治疗崩漏10数例，疗效均满意，一般一次可见效，两三次可愈。甚之一次治愈者有之，如县政协一青年女干部刘某患此病，上午贴压耳穴后，经认真按压，下午两点半上班时向我直言经血已止。几年来，从未复发。

（4）如果遇血崩欲脱的重症，应先以耳针止血以救其危急于顷刻，还应配合中药以善其后为宜。笔者曾在20世纪70年代末80年代初分别在深山区遇两位妇人，血崩欲脱。去医院要行20多里山路显然来不及，怎么办？即是用耳穴止血以救其急，然后续开中药以调补气血，才使病人转危为安，恢复健康。

妊娠恶阻

【病案】丹某某，女，24岁，1990年9月13日初诊。

主诉：妊娠呕吐已十余天。

患者妊娠已60余天，于10天前，开始厌食，食入即吐，甚则呕吐不止，脘腹满闷，全身乏力，头晕。近3天茶水未进，饮水亦吐。

诊见：精神疲惫，面色无华，说话少气无力，身体消瘦，观舌淡苔白，查脉滑无力。

【诊断】妊娠恶阻。

【辨证】胃失和降。

【治则】健脾和胃，降逆止呕。

【治疗】取耳穴：脾、胃、肝、神门、风溪、皮质下（图2-59）。

常规贴压耳穴，惟风溪穴须用王不留行籽2粒对准穴位按压，嘱每日按压耳穴6次以上。

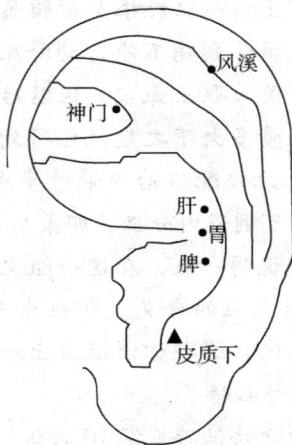

图2-59　治疗妊娠恶阻穴位图

【疗效】次日呕吐已止，饮食如常，5日后过往门前询问，其面带笑容，言诸症消失，妊娠反应已止。

【按语】妊娠恶阻，胎气上逆而致胃失和降，故取肝、脾、胃三穴可疏肝解郁理气，使肝不克脾土，脾胃的受纳和运化功能正常，升降有序，不受胎气上逆之影响以止呕吐症。皮质下、神门可调节大脑皮层功能，又可镇静而消除恶阻而致的精神紧张状态；风溪为经验用穴，有消除妊娠厌食现象的功效。

用此法治疗妊娠恶阻多例，疗效均满意。

引产宫口不开

【病案】秦某某，女，41岁，住妇产科病房，农民，1989年5月17日应诊。

主诉：孕第七胎已6个月，要求来院引产。

患者住妇产科病房，经妇科检查外阴（-）、阴道（-）、宫颈

（－）、宫体（脐平）。体温 36.8℃，脉搏 80 次/分，血压88/50mm-
Hg，心、肺、肝、脾均无阳性体征。

于 1989 年 5 月 17 日下午 4：30，以雷夫诺尔作羊膜腔穿刺术，
一次成功，抽出羊水，后缓慢注入雷夫诺尔 75mg，于下午 4：50 分
结束，患者无任何不适。

5 月 18 日以 5% 葡萄糖注射液加催产素 5IU 静滴 6～10 滴/分，
至下午 5 点效果不佳，宫口不开，至 19 日宫口仍未开，当即邀余以
耳针扩宫引产。

【诊断】引产宫口不开。

【治则】耳针扩宫，安全快捷引产。

【治疗】取耳穴：内生殖器、卵巢、内分泌、骶椎（图 2－60）。

除腰骶椎内分泌行斜刺外，余穴均直刺，留针 1 小时，以平补
平泻手法每 5 分钟捻转行针 1 次。

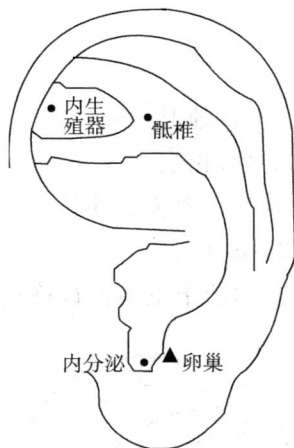

图 2－60　治疗引产官口不开穴位图

【疗效】于下午 5：30 针上，留针 30 分钟左右，妇科医生查宫口
开 4 横指，已有宫缩，之后宫口渐开大，宫缩有力，到晚 20：10，前
后历经 2 小时胎儿娩出，引产顺利成功，胎盘剥离完整，出血不多，
完成引产工作。

【按语】本例引产取耳穴、内生殖器、内分泌、卵巢三穴，可有良
好扩张宫口、发动宫缩的作用，加取骶椎可有止腰腹疼痛之效。故取耳
穴有扩宫快、宫缩有力、安全快捷、出血量少又能止痛等优点。

四、儿科疾病

小儿感冒

【病案】 姚某，男，1岁半，2004年2月3日初诊。

主诉： 发热咳嗽一天半。

一天多前，天气突然降温，小儿感寒而发热咳嗽，饮食减少，鼻流黄涕，不时鼻塞。曾服退烧药，打复方氨基比林注射液，暂时热退，至昨晚发热又起，其他医生给予输液，因小儿头皮针难扎，故来我科治疗。

诊见： 面赤身热，咽部发红，呼吸声粗，舌质红苔薄，腋下体温39.1℃。

【诊断】 风热感冒。

【辨证】 风热犯表，热郁肺卫。

【治则】 解表清热，宣肺止咳。

【治疗】 取耳穴：咽喉、内鼻、外鼻、气管、肺、咳喘点、神门、耳尖（放血）（图2-61）。

除耳尖放血外，余穴均给予王不留行籽贴压，每天按压6次以上，用力适可而止。

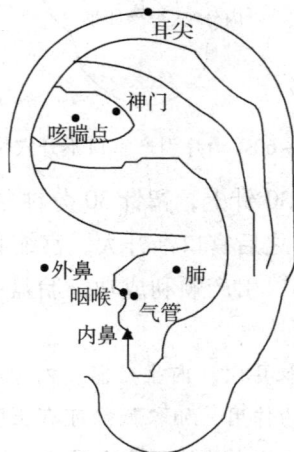

图2-61　治疗小儿感冒穴位图

【疗效】次晨测腋下体温已降至 36.8℃，热退身凉，精神转好，咳嗽大减。要求继续按压所贴耳穴，3 天后随访，咳嗽已止，病告愈。

【按语】此案乃感冒高烧，是属风热之邪犯表，热郁肺卫所致。故取耳穴肺与耳尖放血，以清肺卫风热之邪；咽喉、内外鼻属上呼吸道，取之可增强其免疫功能，以利病愈；取神门、气管、咳喘点，可镇静消炎止咳。诸穴共奏解表清热、宣肺止咳，而达病愈。

小儿哮喘

【病案】娄某，男，4 个月，1986 年 3 月 6 日初诊。

主诉：持续性哮喘伴哭闹烦躁 8 天。

患儿在 8 天前由于外感高烧，经在县妇幼保健所治疗体温降至正常，但小儿继发咳嗽哮喘，喉间痰鸣如拉锯。近 3 天来病情加重，昼夜哭闹不能入眠。

诊见：小儿神识谵妄，手足躁扰，烦躁不宁，哮喘痰鸣不止，家里三人轮流怀抱诱哄，也无济于事。见患儿躁动哭闹得头身汗出如洗，此等哮喘实属罕见。观其面色赤红，问知便干臭秽、尿赤。曾在他院开有中西药物（有氨茶碱、土霉素、泼尼松及中药等）天天服用，一直不见效果。今邀余往诊，知病情如上述。由于患儿躁动不安，在母怀烦躁不宁，实不能查舌验脉观指纹，故从略。

【诊断】小儿哮喘（郁热型）。

【辨证】患儿高热之后，余热邪未退，积于体内，热积于心则神识谵妄，哭闹、烦躁不安，不能入眠。热积于肺，失清肃宣降则哮喘不止，热蒸于内逼汗外出如洗。热积于大小肠及下焦，则便干臭秽、尿赤等症丛生。

【治则】清内热，宁心神，平哮喘。

【治疗】（1）先取体穴：中冲、少商（均放血）。

（2）后取耳穴：心、肺、神门、咳喘点（图 2－62）。

均在所选诸穴上以寸针刺入，平补平泻手法，留针 20 分钟拔针。

【疗效】先在中冲、少商均取双侧针刺放血后不足 3 分钟，患儿躁动哭闹平息，能安然抱于怀中。继以针刺耳廓诸穴，经过 10 分钟，哮喘及咳嗽全平，能安然入睡于母怀。其疗效之速意想不到，其家人均欣喜难以形容，并连连称赞表示谢意。

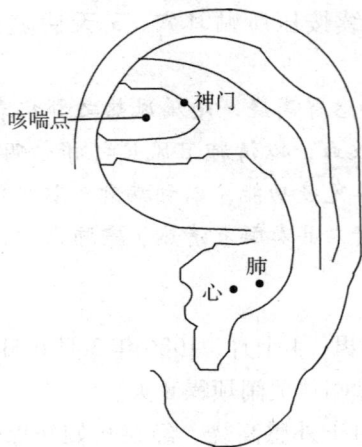

图 2 - 62　治疗小儿哮喘穴位图

【按语】该患儿由于高热之后，邪热仍积于体内致哮喘、咳嗽、哭闹、烦躁等症丛生。故祛除体内邪热，才能平息诸症。内热不除诸症不去，故取体针与耳针巧妙结合以达速效。因为中冲为心包经之井穴，取之可清心泻热以安神除烦躁；少商乃肺经之井穴，可清热宣肺，畅达胸膈之气机以治哮喘。加之二穴均针刺放血，加强了泻内在之邪热，使效力更宏。紧接着取耳穴心、肺、神门、咳喘点与体穴结合运用，其清热平喘安神舒气等功效达协同作用，使功专效优更为合拍，小儿在危急之中即刻获得平安，也在情理之中。

小儿头部震颤症

【病案】杨某某，女，11 个月，2001 年 7 月 6 日初诊。

主诉：小儿不自主头部震颤和摇摆月余。

月余前不明原因小儿头部不时震颤和摇摆，曾到几家医院求治，结果均无起色。患儿饮食一般，二便尚可。

诊见：小儿头部震颤摇摆频频发作，两三分钟发作 1 次，每次几秒钟即过，舌质舌苔如常，指纹略带紫暗，脉略数。

【诊断】头部震颤症。

【辨证】小儿五脏娇嫩，形气未充，精气神不足，不能荣养于上而致此病。

【治则】补五脏可旺精气神以治本，安心神可解震颤之症以治标，是以标本同治为法。

【治疗】取耳穴：心、肝、脾、肺、肾、神门、皮质下、枕（图2－63）。

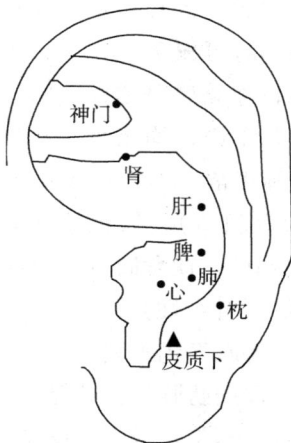

图2－63 治疗小儿头部震颤症穴位图

以0.6cm×0.6cm胶布中粘一王不留行籽，对准所取穴位贴上，嘱其家属一天5～6次按压所贴穴位，并要求按压之力要适中，因小儿皮肤娇嫩，力大会伤及皮肤致溃烂，太轻像触摸一样会起不到疗效。

【疗效】家属抱患儿于2002年11月7日来云："经贴压耳穴后一年多来，患儿头震颤摇摆症从未发作，和正常儿一样。不料3天前旧病复发。"诊见症情如故，遂用上法贴耳穴一次，仍和上次一样贴后头震颤等症即失。为防复发，隔10天后又抱患儿来再度进行巩固治疗，疗法同上，病得愈。

【按语】（1）取五脏心、肝、脾、肺、肾，因五脏为一身之主宰，五脏之功能正常可使五脏之气旺，五脏之气旺，则人身之精气神俱旺，精气神旺才能荣养于上。加之心、神门、皮质下、枕俱能安心神，又能加强大脑功能调节，使小儿头部震颤症获捷效。

（2）小儿头部震颤症，查儿科无此病名，这是按其主症而命名，按西医属何病，本人难下结论，望同道有识之士指教。

115

小儿尿频症 （神经性）

【病案】宁某，男，6岁，1989年3月3日初诊。

主诉：患儿尿频3年。

患者3年前始发现尿频，夜轻昼重，多在一入睡尿频即无，上午轻、下午重，午后每小时可尿7~10次，欲尿则等不到登厕即尿湿裤子，经多处求医皆按尿路感染治疗，给予诺氟沙星、呋喃妥因等药物及中药内服（药物不详）均无效，今有其父带来治疗。

诊见：神志清，精神正常，小儿入诊室仅20分钟即尿3次（因来不及上厕所而尿在诊室门口），尿色清而量少，每次尿量在5~15ml不等，问其尿时无痛感，饮食尚可。检查尿常规正常。

【诊断】小儿尿频症（神经性）。

【辨证】肾气不足，膀胱气化不利。

【治则】补肾健脑，以助膀胱气化功能。

【治疗】取耳穴：肾、膀胱、缘中、皮质下、耳中（图2-64）。

采用王不留行籽，按常规贴压以上所取穴位，均取双侧耳穴进行贴压，保留5天，每天按压10次左右，每次按压1分钟许。

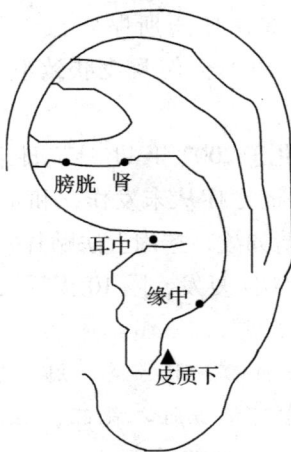

图2-64 治疗小儿尿频（神经性）穴位图

【疗效】于1989年3月8日复诊，尿次减少三分之二，夜间可不解小便。效不更方，如法再贴耳穴治疗，于3月14日第二次复诊。其父云："小儿尿频症已止。"为巩固疗效如上法再给予治疗，一年后随访，效佳病愈。

【按语】（1）小儿尿频症，西医又称小儿神经性尿频，原因未明。本病多见于学龄前儿童，其症情是尿急、尿频、尿量少，但无尿痛感，尿常规检查均属正常为其特点。该病常被误诊为尿路感染而采用抗菌治疗无效。

从中医角度看，小儿脏腑未充，肾气不足。肾主骨生髓通于脑，肾气不足，下不能助膀胱气化，上不能充养于脑，故必取肾，再与膀胱穴为伍，促进膀胱气化和贮尿功能；缘中（脑点）为脑垂体代表区，脑垂体后叶可分泌抗利尿激素，抗利尿激素可使尿液生成减少；西医学认为该病与大脑皮质对泌尿系统失控有关，故取皮质下、耳中（又称神经官能症点），可调节神经，增强信息传递之功以控制尿频症。

（2）曾以该法治疗小儿尿频症 36 例。其中 1 次治愈者 31 例，为巩固疗效，均增贴耳穴 1 次，余 5 例经 2～3 次治愈。治愈率达 100%。

（3）耳穴所以能治病（包括治小儿尿频症），可以生物全息理论学说得到解释。全息理论认为：生物的不同器官和功能，可在机体一定部位范围之内的表面反映出来，并发现这些区域与相应的器官有明显的生理学上的联系，这种联系可被用来诊断疾病和治疗疾病。人的耳廓穴位所以能诊断疾病和治疗疾病，也正是应验了这个理论。贴压或针刺有关耳穴能活跃和调节对应器官的功能，达到治病目的，这即是耳穴及其他诸多微针疗法所以能治病的道理吧！

当然耳穴诊治疾病的原理仍不仅只是上面这一生物全息理论学说，不过笔者相信这一新的学说的科学性，故特此提及。其他如耳穴与经络的关系，耳穴与脏腑的关系，耳穴与神经的关系，耳穴与神经体液的关系等诸多方面学说探讨耳穴诊治疾病的原理就不再一一涉及。

学习以上这些理论，可使我们在诊治疾病方面，心明眼亮，有法可依；知其然，又知其所以然；向学有所爱、学有所成迈进。这仅是我个人体会，写此以供参考。

小儿腹泻

【病案】王某某，男，2 岁，1981 年 9 月 9 日初诊。

主诉：患儿腹泻 3 天。

患者 3 天前由于受凉，加之饮食不节，导致腹泻。每天 7～10 次，泻下有不消化食物及蛋花样水样大便。便检有脂肪球少许。并伴有轻度呕吐两次。纳差。

诊见：患儿消瘦，神志清，精神疲惫，萎靡不振，被抱于母怀，显示困倦乏力之状，舌苔薄白。

【诊断】小儿腹泻。

【辨证】寒湿困脾，脾失健运。

【治则】健脾止泻。

【治疗】取耳穴：脾、大肠、小肠、神门、胃（图 2－65）。

先消毒耳廓，后以半寸针对准以上所取穴位针刺，因小儿不合作，故不行针。

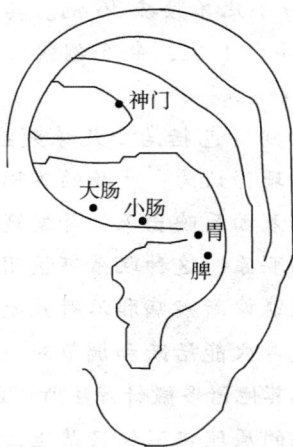

图 2－65　治疗小儿腹泻穴位图

【疗效】针 10 分钟后，小儿入睡于母怀。次日复针得知，针后一天大便 2 次，已成形，饮食转好，精神转佳。如法再针一次，以巩固疗效。

【按语】（1）小儿腹泻，甚为多见，耳穴针刺疗效佳，多能在 1～3 次而治愈。缺点是小儿畏针，易引起哭闹，可改为贴压耳穴疗法，取穴仍如上述。若泻久致脾肾阳虚可配合肾穴，若有发热可配合耳尖放血，若无呕吐则可去胃穴。

（2）治疗取脾、胃二穴有健脾益胃和升清降浊作用，以利消化吸收，并有止泻之功；取大、小肠，可改善肠道功能以止泻；神门有镇静和消炎止痛作用。诸穴为伍，以利小儿腹泻的快速治愈。

（3）告诉家长，需注意小儿节制饮食，勿受寒凉和食入不洁之食物，做好预防工作。

新生儿腹泻

【病案】孙某某，女，16 天，1986 年 8 月 3 日初诊。

主诉：腹泻两天。

患者两天前始腹泻，一天六七次，大便成乳食不化样水泻，乳食少进，伴有啼哭闹夜、夜卧不安症。

诊见：精神不佳，腹部平软，小便量少，时有啼哭。

【诊断】新生儿腹泻。

【辨证】脾胃虚弱，乳食不化。

【治则】健脾益胃。

【治疗】取耳穴：脾、胃、神门、小肠、大肠（图 2－66）。

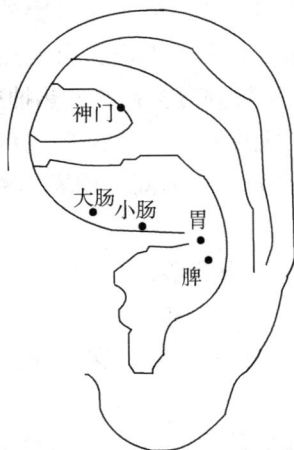

图 2－66　治疗新生儿腹泻穴位图

给予贴压耳穴治疗，因新生儿皮肤嫩弱，要让其家属按压时用力适可而止，若力大易损伤皮肤，力过小则无济于事。

【疗效】就诊当天下午贴压耳穴，次日下午前往其家巡诊，知贴后次日仅软便 1 次。3 天后得知，仍是一天便 1 次，夜间啼哭闹夜已停，病告愈。

【按语】（1）新生儿脏腑娇嫩，乳食稍有不慎，即会引起腹泻，所以应特别注意乳食有节，冷暖适宜，以防腹泻。

（2）贴压耳穴治幼儿及新生儿腹泻均能屡用屡效，比西医扎头皮针输液给小儿带来的痛苦小，且方便快捷，本人认为遇小儿腹泻应以耳穴贴压法为上策。

取耳穴脾、胃可健脾益胃助消化吸收且有止泻之效；取大、小肠可改善其肠道正常功能，止泻尤佳；取神门既可消炎止痛，又可镇静安神治夜啼。

以上两例虽均属腹泻，但一属小儿，一属新生儿，前者用针刺耳穴，后者用贴压耳穴均有较好疗效。因小儿针刺易哭闹，故现多采用耳穴贴压办法以被小儿接受。

此法用于成年人也相适。

小儿急惊风

【病案】周某某，男，4岁，1978年8月16日初诊。

主诉：小儿发热抽风一天半。

一天前小儿鼻塞流涕发热，继至今日突然抽风，四肢抽搐，意识不清，不省人事，连喊其名也不应，家人焦急万分。适逢笔者回老家被邀前往治疗。并了解到过去曾有发热抽风病史。

诊见：小儿呈阵发性抽搐，意识不清，查体温38.2℃（其母云："过去发高热才抽风，今发热不太高也抽风，特感焦急"）。

【诊断】小儿急惊风。

【辨证】热伤神昏，经脉失养。

【治则】清热除风，醒脑安神。

【治疗】（1）取耳穴：心、肺、脾、肝、神门、耳尖（放血）、皮质下（图2-67）。

耳廓消毒后，除耳尖放血，皮质下斜刺外，余穴均寸针直刺，强刺激不留针。

（2）体穴：合谷、大椎、中冲。

局部消毒后除中冲针刺放血外，余穴均强刺激，不留针。

（3）配合清热解毒药物以治感冒发热抽风，处方：柴胡10g，葛根10g，金银花12g，连翘12g，板蓝根10g，黄芩6g，石膏15g，栀子3g，大黄2g，钩藤5g，僵蚕3g，甘草5g。

2剂，每剂煎服2天，一日服3次。

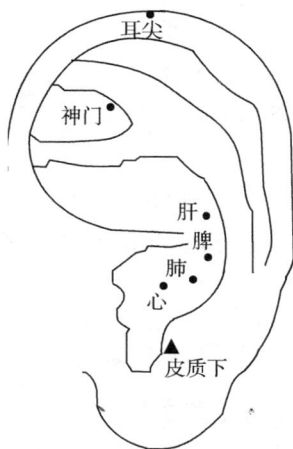

图 2 - 67　治疗小儿急惊风穴位图

【疗效】针后惊厥、抽风立止，神识有所好转。次晨复诊，体温正常，诸症悉除，告愈。治好后已十余年，从未发病。

【按语】（1）惊风病因甚多，此属感冒发热惊风。

（2）此例为邪热内蕴，热伤神明，经脉失养所致。故取耳尖放血以清热除风；肝主筋，取之可疏肝养血以舒筋止抽；神门和皮质下二穴为伍可安神宁志，醒脑开窍；心、肺、脾三者可清心宁神，又可调和气血以舒筋止抽解惊风；取体穴大椎合谷可清邪热治感冒；中冲放血可驱心包经邪热，亦能使心神得安。

（3）至于开中药目的，一则配合治感冒，二则恐怕仅针刺不能除病根，故配二剂中药服而防病复发。

痿证案一

【病案】杨某某，男，4岁，1989年1月26日上午初诊。

主诉：左下肢不能活动半天。

患儿昨夜突然哭闹，声唤左下肢疼痛，软弱，不能屈伸，天明痛缓，但仍不能着地行走，不能屈伸活动，其母抱儿前来就诊。

诊见：左下肢不肿、不变色，又无外伤史，现于屈曲状态，用手拉其患肢稍觉痛，知觉未丧失，下肢神经反射迟钝，饮食二便尚可，脉弦舌质暗红无苔。查血：血红蛋白 105g/L，白细胞 16.9 × 10^9/L，中性粒细胞 0.81，淋巴细胞 0.19。体温正常。

【诊断】痿证。

【辨证】气血瘀滞，经络不通。

【治则】调气活血，通行经络。

【治疗】 （1）取耳穴：心、肺、脾、肝、下肢、神门、交感（图2－68）。

用贴压耳穴法给予治疗，在贴上后连续给予适量按压，以期取得较好疗效（左下肢在耳的相应部位要贴压多个王不留行籽，应特别提及）。

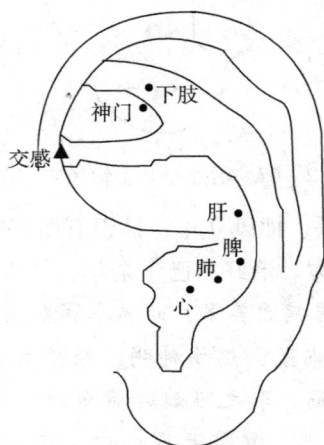

图2－68　治疗痿证案一穴位图

（2）仙方活命饮原方加香附、红花、牛膝。嘱取3剂中药，每2天服1剂，煎后少量多次服用。

【疗效】按压耳穴片刻后，当即可下地行走，未诉说不适。让其一要回家按压耳穴，每天6次，二要把3剂中药带回家煎服。

1个月后其母带孩来复诊，行走自如，查血常规正常，病告愈。

【按语】《简明中医辞典》云："痿，病名，出《素问·痿论》等篇。指肢体筋脉迟缓，软弱无力，严重的手不能握物，足不能忍身，肘、腕、膝、踝等关节知觉脱失，渐至肌肉萎缩而不能随意运动的一种病证……临床表现以四肢软弱无力为主症，尤以下肢萎弱，足不能行为多见，故亦称痿躄。"

痿证案二

【病案】李某，女，2岁，1986年3月5日初诊。

122

主诉：左腿痿软两天。

患者两天前有微热没到医院看，近两天左腿痿软不能站立，更不能行走，伸屈。知觉迟钝，家人焦急，经某县级医院看后未能确诊，也未用药，故带女儿来我科就诊。

诊见：小儿精神一般，饮食尚可，二便如常，体温亦正常，小儿未见哭闹，未喊疼痛不适，搀扶让其站立不能，也不能伸曲活动。

【诊断】痿证。

【辨证】气血经络受阻，肢体失养所致痿证。

【治则】调理经络气血。

【治疗】取耳穴：心、肺、脾、肝、相应部位（图2-69）。

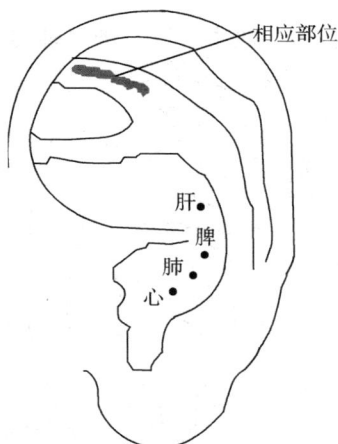

图2-69　治疗痿证案二穴位图

常规给予贴压耳穴，并嘱家属很好按压穴位，力量要适中，按压次数要勤。患肢在耳廓的相应部位，即对耳轮上脚。此处贴压一块1.2cm长胶布，上粘一字形的3个王不留行籽，一个接一个，按对耳轮上脚走向给予贴压，两耳相同，并要求贴后下午把患儿带来观察情况。

【疗效】下午母来云："小女儿会走了"，并让小女儿离开怀抱，在地上可行走自如，告愈。

【按语】患儿得痿证两天余，由于患病时间短，气血经络虽受阻，但治疗及时、适当仍可得到理想疗效。治疗取心、肺、脾可调气血经络以营养肢体；肝可疏理气机，以利气血经络调畅，使功能更好恢复；相应部位取之，可促使病变部位功能复常，达速效目的。

小儿急性腹痛

【病案】 刘某某，男，8岁，1986年1月20日初诊。

主诉： 腹痛半个小时。

半小时前患儿突发上腹连及脐部疼痛，痛得啼哭不止，伴胸肋胀满，恶心呕吐并腹泻1次。

诊见： 神志清，精神不佳，腹部触痛明显，舌苔薄白，脉弦等。

【诊断】 小儿气滞腹痛。

【辨证】 肝胃不和，气滞不畅。

【治则】 理气消胀。

【治疗】 取耳穴：腹、艇中、肝、脾、神门（图2-70）。

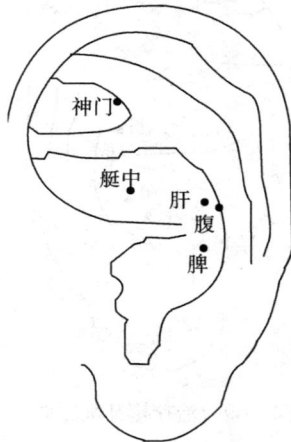

图2-70 治疗小儿急性腹痛穴位图

常规贴压耳穴，给予按压，腹穴要贴压两个王不留行籽，并嘱其每日按压6次。

【疗效】 由于痛较剧烈，笔者贴后立即给予按压，按压片刻，疼痛立止。正所谓"哭着来求治，笑着返回家"。

【按语】 （1）该患儿急性腹痛发生在饭后1.5小时，知其腹痛与饮食不节，气滞不爽有关。

取耳穴依据：肝可解郁理气止痛，艇中可理气祛胀满，脾主运化，调节消化道功能，神门和腹可消炎止痛。

（2）曾先后遇到两例急性小儿腹痛，先后发生急腹痛，且啼哭，嚎叫，疼痛难耐，来不及贴压耳穴和针刺，随即给予按压耳穴腹为主，均得到按压后痛止病除。但必须注意，如果器质性引起急性腹痛，应转有关科室处理为妥，不能粗心大意。

五、皮肤科疾病

急性荨麻疹

【病案】常某某，女，49 岁，1996 年 11 月 9 日初诊。

主诉：全身起荨麻疹半天。

患者早上起床自觉全身瘙痒，搔抓后紧接着全身起大小不等的风团，有的风团融合在一起，成为大斑块，风团突起皮肤，色略红，伴周身不适，瘙痒难忍。

诊见：神志清，精神差，两手不住搔抓皮肤，风疹团泛发全身，其形如上所述，苔白，脉浮。

【诊断】急性荨麻疹。

【辨证】风邪袭表，气血不和。

【治则】疏风邪，调气血。

【治疗】取耳穴：风溪、神门、心、肺、脾、肾上腺（图 2 - 71）。

给予常规耳穴贴压，并要求每天 6 次按压治疗。

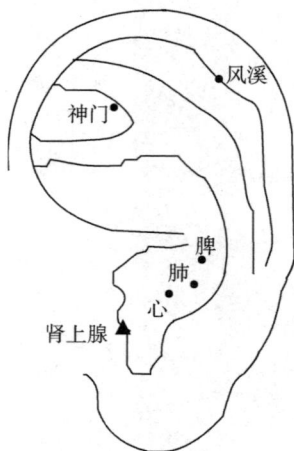

图 2-71　治疗急性荨麻疹穴位图

【疗效】贴压耳穴后一经按压，全身瘙痒立即停止，不再搔抓，嘱其盖被休息，一觉醒来，全身风团落净，告愈。历经6年多观察，直到现在退休，疗效巩固。

【按语】（1）取穴依据：风溪穴与肾上腺穴均可抗过敏，脾主肌肉、统血脉，又主四肢，肺主气合皮毛又朝百脉，故肺、脾与心、神门为伍即调和气血阴阳，消皮毛肌肤之疹，又能安神镇静以助疗效。

（2）该疗法治荨麻疹一般一次即可治愈，又如一患者，因患急性荨麻疹，当天贴压耳穴，立即止痒，当天治愈，至今数年未发。

（3）慢性荨麻疹，疗效较慢，最好配合药物为宜。如一蒋姓妇女患顽固性荨麻疹7年，发作时全身起风团，凝合成大块，每每发作出现呼吸困难，甚至发生窒息，胸闷异常，曾多方求医，服西药可取一时之效，旋即如故。邀余除针刺耳廓穴位外，另加服中药消风散给予治疗，经过耳针4次，服中药8剂，获得治愈。

急性过敏性皮炎

【病案】丹某某，女，19岁，1990年6月15日初诊。

主诉：全身皮肤瘙痒，起皮疹5分钟。

5分钟前，患者因头痛来我科就诊，在门诊遇一位两手得了漆疮（生漆过敏性皮炎）的女患者。丹女士距该患者还有1米多远，仅听说有漆疮患者，就随口说一句："我也对漆过敏。"话刚落地，即觉全身瘙痒，随即起红色皮疹，状如米粒，周围有红晕，伴有疼痛灼热感。

诊见：体征情况如上述，由于来势之急，故先给予治疗。

【诊断】急性过敏性皮炎。

【辨证】外邪（漆毒）入侵，精神刺激气血经络受累。

【治则】抗过敏、除外邪，调和经络气血。

【治疗】取耳穴：心、肺、脾、肝、风溪、神门、颞、皮质下（图2-72）。

常规贴压耳穴，要求贴后随即按压，并每天按压6次。

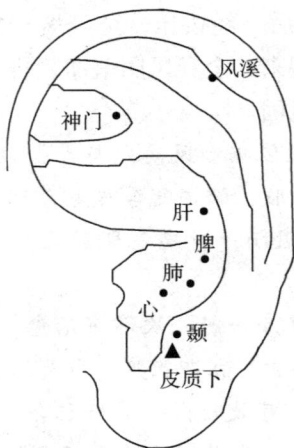

图 2－72　治疗急性过敏性皮炎穴位图

【疗效】患者次日上午复诊云："昨日贴耳后，两手一面按压一面往家走，约 20 分钟走到北街口，发觉全身皮疹退完，周围红斑消失，瘙痒痛感均无，病告愈，偏头痛已大减。"

由于皮疹病愈，今日贴耳以治头痛，取耳穴同上法加胆，5 日后来复诊，头痛愈，同法巩固治疗 1 次。

【按语】（1）接触性过敏性皮炎，从病因分类，统一将接触物分为植物性、动物性、化学性三大类。植物类中生漆是我国常见的一种过敏原，常引起严重的症状。本案就属于对生漆高度过敏引发的急性过敏性疾病。这里要指出的不是人人接触了它都会发生，只有少数对该物质过敏者可致病。而本案丹某某对该物质高度过敏，所以在就诊时虽未直接接触过敏原及过敏患者，与生漆过敏患者还有 1 米多远距离，仅听说后，即全身起过敏性皮炎，实属罕见。

（2）本案耳穴治疗中取风溪是抗过敏要穴；肺主皮毛，脾主肌肉，过敏性皮炎发生在肌肉皮肤之上，故取其二穴以治之；并可配心穴以调经络气血，使其疏通，病自向愈；神门者可消炎镇痛，又有镇静之功。总之，诸穴配伍能速抗过敏之毒邪，又能使经络气血畅顺，故疗效佳。

（3）嘱平时不要接触过敏原，以预防为主，若患了此病应立即治疗，以防病情发展，本案由于得病后及时得到治疗而速愈，另一例由于病情重、就诊晚，故十多天才获愈，说明及早治疗疗效好，痛苦小。

火丹疮

【病案】李某某，女，16 岁，朱阳关镇庄子沟村，学生，于 1981 年 4 月 16 日初诊。

主诉：左腋下皮肤刺痛，发红起水疱 3 天。

患者 3 天前开始不明原因左腋下方刺痛，继则皮色发红，出现成簇的小到米粒，大到豆样大小的丘疱疹，烧灼样疼痛。

诊见：神志清，精神差，左腋下皮色发红，上起米粒或如小豆大小不等的水疱，密集成簇，疱壁紧张发亮，皮损部位沿神经成带状分布，查其便结、尿赤、苔黄、脉略数。

【诊断】火丹疮。

【辨证】肝胆湿热，经络受阻。

【治则】清利湿热毒邪，调和经络气血。

【治疗】取耳穴：肝、胆、肺、脾、神门、交感、便秘点，患部在耳廓的相应部位，耳尖及耳背静脉放血（图 2 - 73）。

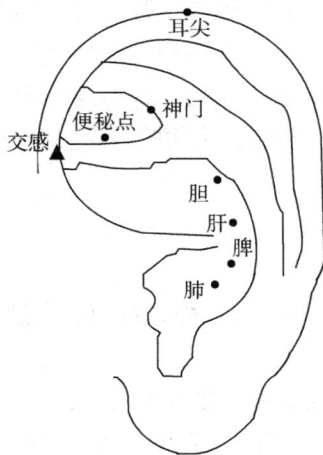

图 2 - 73　治疗火丹疮穴位图

常规消毒耳廓，将耳尖和耳背静脉放血，之后斜刺患部在耳廓的相应部位，其他各穴均以 1 寸毫针直刺即可，均采取平补平泻手法，留针 40 分钟拔针，每 10 分钟捻转行针 1 次。

【疗效】患者针后第三天来复诊云："针后次日灼热痛已止，大便已行，饮食已接近正常。"观其病区色红已消，四分之三疱疹已干燥结痂。除不用放血法外，余穴同上再行针刺1次，又5日前来集市上买货，遂专程前来向余告愈，并表谢意。

【按语】该患者由于湿热邪毒过盛，使经络气血受阻，邪毒壅现于外而发病。取耳穴肝、胆以清湿热毒邪与调和经络；肺主皮毛，脾主肌肉，故取二穴以解皮肉之苦；神门可镇静止痛；耳尖与耳背静脉放血，以使热毒得以外解；便秘点与交感为伍，可通大便以使热毒由内下泄。诸穴共奏清理湿热毒邪、调和经络气血之功，速达邪毒去、正气复、疾病愈之目的。

冻 疮

【病案】万某某，女，18岁，于1989年12月11日初诊。

主诉：两手发生冻疮4年，遇冬即发。

4年来，每遇天冷交九前，患者两手背即冻烂多处。开始两手背先发生数处红色或红紫色的斑片，逐步肿胀，夜间暖热后自觉发痒。斑片中央部位发紫红色，较重，继则起水疱，直至形成溃疡，两手背各出现多处溃疡面，甚则连成一片。目前病又复发，戴手套也不能缓解其病痛之苦。

诊见：两手背冻烂各四五处，有的连合成片，所冻溃烂面周围发紫红，有痛感，工作不便，舌质暗苔白，脉沉细。

【诊断】冻疮。

【辨证】寒邪外浸，经络气血受损。

【治则】温阳通络活血。

【治疗】取耳穴：心、肺、脾、神门、交感、相应部位（图2－74）。

常规贴压耳穴，嘱其每天按压5~6次。

【疗效】12月15日复诊，手背溃烂面已缩小，且溃烂面周围的紫暗皮色变得红润。

12月21日复诊，溃烂面已愈，如法巩固治疗1次。

1990年1月18日复诊，今冬虽至三九寒冷天气，两手无冻疮发生，仅在过去冻疮部位遗留有色素沉着。故给开温经通络、通行气血的中药3剂，治冻疮后遗症留下的色素沉着。

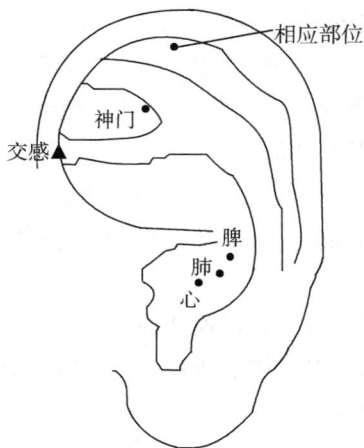

图 2-74 治疗冻疮穴位图

【按语】（1）冻疮是因寒冷天气使人暴露在外的末梢血管微循环障碍而致的局部形成的溃疡。多发生在手、足及两颊等处，此例发生在手部。

（2）治疗冻疮应温阳活血通络，使微循环畅通，加强局部营养，冻疮自能治愈。故取耳穴心、肺、脾、交感调气血通经络，加强微循环，使阳气得通，冻疮局部得以营养，从而促进其疮面愈合；神门可消炎止痛；相应部位为必取之处，它对治病起直接促进作用。由于配合得当，疗效看好。

（3）冻疮应以预防为主：一要经常锻炼，包括顿足、跑步、搓手、按摩两耳。二要保暖，如带耳罩、手套、穿棉鞋等。三要早期以热水洗手、足，或用干辣椒及茄子秆煎水洗以防冻疮。

（4）若冻疮发生在其他部位，也可用上法治疗而获佳效。如患者杨某某耳轮发生冻疮多年，用上法加外耳穴，治两次而获愈。

急性过敏性紫癜、荨麻疹伴休克案

【病案】张某某，女，19 岁，1981 年 7 月 7 日来院急诊。

主诉：患者身发紫癜昏迷 10 多分钟。

10 多分钟前被土蜂（山上一种野蜂）蛰后，随即发生昏迷，右上肢出现紫癜，急送医院救治。

诊见：神识不清，面色苍白，口唇发青，四肢冰冷，额出冷汗，呼吸急促无力。右上臂中点被蜂蜇伤处,显现出针头大小一出血点。右上肢从肘关节到腕关节整个前臂发生青紫色瘀,按之不褪色。伴发丘疹样荨麻疹密集周身,无完好之处。遇此危急重症,来不及查舌验脉,以急救为当务之急。

【诊断】 急性过敏性紫癜、荨麻疹伴休克。

【辨证】 蜂毒引起气血逆乱,内致神昏休克,外致紫癜、荨麻疹。

【治则】 强心抗过敏,佐活血止血为法。

【治疗】 取耳穴:肾上腺、风溪、心、肺、脾、神门、交感、耳中、紫癜在耳部的相应部位(图2-75)。

针刺前先以酒精消毒耳廓,然后针刺,除紫癜在耳廓的相应部位及风溪平刺外,余均直刺,并施行强刺激手法。

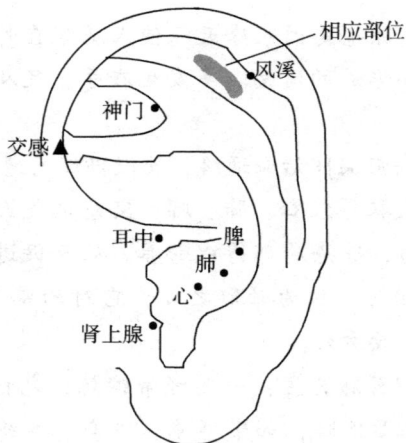

图2-75 治疗急性过敏性紫癜、荨麻疹伴休克穴位图

【疗效】 针刺后15分钟,神志清醒,能低声回答问话,面转红润,脉转和缓,呼吸平和均匀。继则右前臂紫癜开始消退,亲眼看到紫癜由青紫变为紫红,由紫红变为深红,由深红变为浅红。经针后35分钟,全部恢复正常肤色。口唇红活,四肢转温,每隔3~5分钟捻转行针1次,总留针45分钟,荨麻疹已退三分之一,其他诸症均消失。因其荨麻疹未愈,故在针后给予中药消风散(当归、生地、荆芥、防风、知母、石膏、牛蒡子、木通、苍术、亚麻子、苦参、蝉蜕、甘草)2剂,水煎服,配氯苯那敏、维生素C片两天量,次

日荨麻疹全消，诸症悉除，病告愈。

【按语】（1）该病例病情急而危重，既发生休克，又有严重的荨麻疹和紫癜，此乃蜂蜇过敏，实属中蜂毒所致，遇此紧急情况，必须及时治疗，以援救于危急之中而脱险。

（2）治此病首取风溪、肾上腺以抗过敏解毒邪；又取心、肺、脾、交感即可强心以抗休克，又可调气血以加速休克的解除；耳中有止血之功，因紫癜属中医肌衄，有衄必止，故采用此穴。止血又怕有瘀而瘀血不去，故合以上诸穴可达到止血而不留瘀，活血而不妄行，即所谓达到活血化瘀，活血止血的目的，获取意想不到的抢救危重病人的速效。

急性过敏性紫癜

【病案】周某某，女，32岁，1981年7月13日就诊。

主诉： 口唇周围起紫癜，灼热疼痛5分钟。

5分钟前，患者因感冒肌注复方氨基比林注射剂1支（2ml），其口唇周围及面颊出现紫癜，颜色青紫，边界明显，两颊对称，形如云片，按之不褪色。患处热如火灼，疼痛异常。

诊见： 病情如上述，由于病情之急，来不及查脉观舌，应立刻采取治疗措施以救其药物过敏，引起的毒性及不良反应。

【诊断】急性过敏性紫癜（药物过敏）。

【辨证】药物过敏致气血瘀滞。

【治则】抗过敏活气血，使紫癜消散。

【治疗】取耳穴：神门、肾上腺、风溪、心、肺、脾、面颊区（图2-76）。

常规耳廓消毒后，针刺以上所取诸穴，除荨麻疹区（即风溪穴）及面颊区斜刺外，余穴均直刺。留针40分钟，10分钟捻转行针1次，均用强刺激泻法。

【疗效】针刺后，患者即刻感到病损区灼热疼痛消失，痛苦表情减轻，并说："不热痛了，现在有凉爽舒适感。"观察口周及面颊紫癜在40分钟的时间内，由青紫颜色转变为紫红，又由紫红变为淡红，进而由淡红色被吸收，达到正常皮肤颜色，急性过敏性紫癜消失。如不亲临现场观察，其效果让人难以置信，其疗效之速出乎本人意料。

133

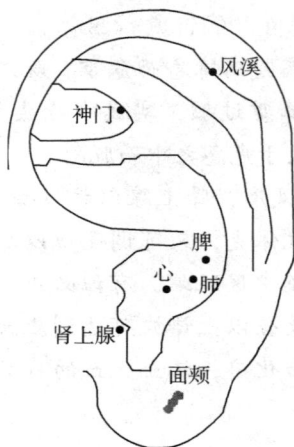

图2-76 治疗急性过敏性紫癜穴位图

【按语】（1）据患者说1年前曾因注射复方氨基比林注射液致口周及两颊发生紫癜，继则紫癜处肿起成紫疱，皮薄发亮。这次由于针治及时，没等紫疱肿起，就针治而截住，未发展成紫色水疱，并迅速获得治愈。看来及时给予耳穴治疗是预防病情发展，且获速效的关键。

（2）治该病首取风溪穴，因它是抗过敏要穴，加用肾上腺又是三抗（抗过敏、抗风湿、抗感染）要穴，故二穴合用，功专力宏以治过敏之本；神门可以止痛，且有镇静之功；心、肺、脾合用，可疏通调和气血，使瘀滞之气血得以消散而紫癜除；面颊为相应部位取穴。诸穴配伍，共奏抗过敏、止疼痛、活气血、消紫癜之功，以达病愈。

六、骨伤科疾病

【病案】蔡某某，男，16岁，1976年12月10日初诊。

主诉：骨折痛1天余。

患者1天前因左股骨骨折，住其他医院作复位固定术后，给予牵引，并加砖4块。患者疼痛，虽服祛痛药物，打止痛针仍痛不可忍。

诊见：患者仰卧于病床上做牵引，其神志清楚，痛苦面容，痛得呐喊、哭嚎不止。

【诊断】骨折痛。

【辨证】骨折加之筋脉肌肉受损，再加牵引之苦。

【治则】急则治其标，止痛为主，让患者接受牵引治疗。

【治疗】取耳穴：神门、肾、心、肺、肝、脾、皮质下、患部在耳廓的相应部位（图2-77）。

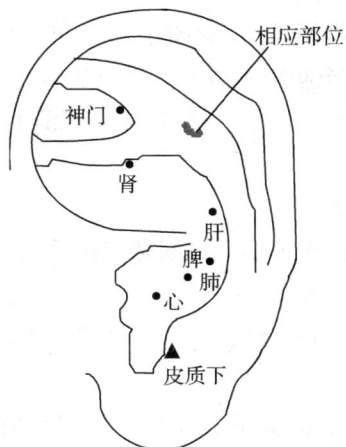

图2-77　治疗骨折痛案穴位图

除皮质下与患部在耳廓的相应部位平刺外，其他均直刺。

【疗效】针后立即达到两止：即痛立止、哭立止。留针40分钟，以平补平泻手法，每 10 分钟捻转行针 1 次，拔针后继续观察十余天未痛。

【按语】（1）耳针止痛效果极好，故取皮质下、神门，既可调节神经又可镇静止痛；心主血，脾主肌肉四肢，肝主筋、肺主皮毛、肾主骨生髓，骨折即损骨与筋脉、肌肉、皮毛，故取此五穴以治疗是属各脏所主以应之，又可调气血通经络，起止痛之效；另取患部在耳廓的相应部位，属相应部位取穴。总观以上诸穴为伍，既安神镇静又能通经活血止痛，达到预期目的。

（2）有报道用针刺疗法可加速骨痂愈合，缩短病程。但没有报道用耳针可达此目的。笔者在思考既然耳穴疗法有加强血液循环作用，就可以供应骨折及其周围组织的营养，从而促进骨痂愈合而缩短病程。另外耳穴疗法可通经活络，可活血化瘀，那么早期运用可能会尽早消除因骨折而发生的肿胀、瘀滞、疼痛，使气血循环良好，促进骨痂愈合。这些仅是笔者的联想，并没这方面的经验。期待同行在这方面创出奇迹来。如果患者畏痛，怕针可用贴耳穴办法代替。

腰部扭伤

【病案】张某某，男，48 岁，农民，于 1983 年 6 月 16 日就诊。主诉：腰部扭伤 3 天。

3 天前患者由于肩挑重担，不慎扭伤腰部，随即发生腰痛，直腰困难，活动受限，甚至咳嗽也剧痛，直接影响生产劳动。

诊见：痛苦面容，患者腰呈前屈状不能直立，舌苔如常，脉弦紧。

【诊断】腰部扭伤。

【辨证】挑重担扭伤腰部，致筋脉气血受阻。

【治则】通经络调气血。

【治疗】取耳穴：肝、脾、膀胱、神门，患部在耳廓的反应部位（图 2－78）。

患部在耳廓的反应区要用 1 寸毫针平刺为宜，余穴均直刺。留针 40 分钟，每 5 分钟捻转行针 1 次，用较强刺激的泻法施治。

【疗效】针刺入耳穴后让其活动腰部，由小幅度到大幅度活动，20 分钟左右患者自述腰痛大减，咳嗽时痛已甚微。次日复诊腰痛消失，活动自如似常人。为巩固疗效，同上法再针 1 次，随访 2 年疗效巩固。

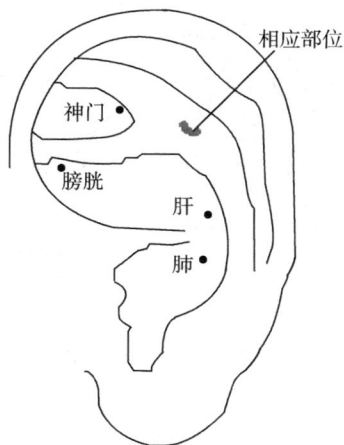

图 2-78　治疗腰部扭伤穴位图

【按语】该患者因负重过劳致腰部扭伤，使腰部筋脉肌肉劳损，经络气血受阻致病。由于肝主筋、脾主肉，筋脉肌肉受累致软组织损伤，故取二穴；患部在耳廓的反应区针之可活气血止痛，更利于局部病变康复；取膀胱者由于腰为其经所过之处，即所谓"经络所过，主治所及"；神门有镇静止痛之效。诸穴为伍，效如桴鼓相应。

胸部扭伤岔气

【病案】牛某某，男，42岁，1986年3月28日初诊。

主诉：胸痛3天。

患者3天前因搬动重物，不慎扭伤致右上胸部当即岔气，疼痛难耐，活动不能，动则痛甚，咳嗽及深呼吸痛即加重。

诊见：痛苦面容，体形不自然，不敢活动，要求止痛，观其胸部，其色如常，外形亦不肿胀，手按压局部有痛感。其舌暗苔白，脉紧。

【诊断】胸部扭伤岔气。

【辨证】气血经络受阻。

【治则】调和气血，通经活络止痛。

【治疗】取耳穴：神门、心、肺、肝、脾、胸（图2-79）。

常规贴压耳穴，并给予按压（胸穴以2个王不留行籽给予贴压)。

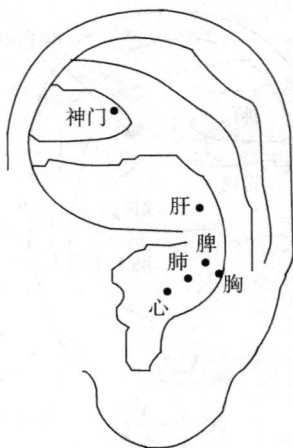

图 2-79 治疗胸部扭伤岔气穴位图

【疗效】贴压耳穴后,当即给予按压,不到 3 分钟,疼痛立止,身体活动自如,又让其做咳嗽和深呼吸动作,也感到顺畅而无任何痛苦,高兴回家,病告愈。

【按语】扭伤岔气乃常见病,如何能快速止痛,恢复工作和劳动实属当务之急。

本例治疗取胸属相应部位,可调节局部功能,起止痛效果;神门可镇静止痛;肝可解郁理气;心、肺、脾可调和气血,通经活络。纵观诸穴配伍可达气血顺,经络通,痛止病愈。

腕关节扭伤

【病案】闪某某,男,16 岁,学生,1986 年 3 月 7 日初诊。

主诉: 左手腕关节扭伤 2 天。

患者两天前因操劳而扭伤左腕关节,不能活动,活动则痛甚。

诊见: 左侧腕关节微肿不红,痛得不能活动,以手按压亦觉疼痛,X 线摄片无骨折和脱位。

【诊断】腕关节扭伤。

【辨证】劳伤致气血经络瘀阻不通。

【治则】活气血通经络,舒筋止痛。

【治疗】取耳穴:腕、肝、脾、神门、心、肺(图 2-80)。

常规贴压耳穴，每天按压 5~6 次，每次 2 分钟左右即可。

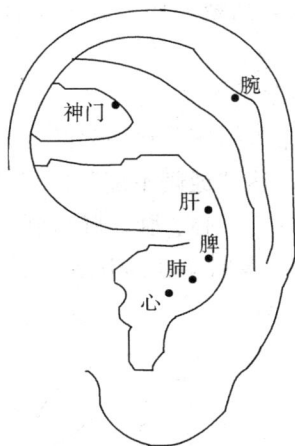

图 2－80　治疗腕关节扭伤穴位图

【疗效】3 月 14 日，其母云："贴耳后经按压，当天下午病已好，疼痛已止，肿胀已消，活动自如，可参加一些劳动。"无须再治，病愈。

【按语】（1）该例腕关节扭伤，属软组织损伤后气血经络瘀阻不通，不通则痛。故取神门以止痛；肝主筋又可疏调气机，脾主肉又主四肢，二者用之可使筋脉肌肉得到功能调节；合心、肺又可调理气血，舒筋通络，消肿止痛；取相应部位，由如引经之药，可直达病所，调节局部功能，且有止痛效果。

（2）一般关节扭伤，即软组织损伤，用该疗法甚佳。曾在1984 年在昆明市召开的全国第一届耳针、头针学术研讨会上，我有幸和兰州市医院刘大夫居住一室，受他用耳针治疗关节扭伤1000 例、取得满意疗效的启发，我治该病应用贴耳穴办法，亦取得满意疗效。

踝关节扭伤

【病案】安某某，男，40 岁，1993 年 8 月 6 日初诊。

主诉：右踝关节扭伤 5 天。

患者 5 天前行走不慎，右踝关节扭伤，致使其跛行，疼痛，上下楼梯痛甚，今日跛行走进我科室就诊。

诊见：右踝关节微有肿胀，行路一瘸一瘸呈跛行之势，观踝关节外侧有肿胀之势，患者呐喊疼痛，其舌质有暗斑，苔略厚，脉沉紧有力。

【诊断】右踝关节扭伤。

【辨证】踝关节软组织损伤，致局部经络气血受阻。

【治则】通经活血，达"通则不痛"的目的。

【治疗】取耳穴：神门、心、肺、脾、肝、踝（图2-81）。

常规贴压耳穴，贴后及时给予按压治疗，并嘱其每天按压6次以上。

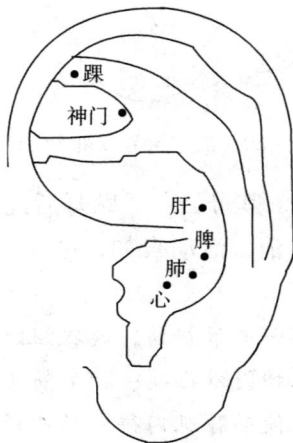

图2-81　治疗踝关节扭伤穴位图

【疗效】耳穴贴后，随即给予按压片刻，令其行走，他在诊室来回走并感到疼痛大减，继则走出诊断室，步行上下楼梯。返回诊室大喜曰："不痛了，走路或上下楼梯均感自如。"观其走路也不跛行了。次日已能正常上班，痛失肿消，病愈。

【按语】（1）该患者扭伤踝关节。取耳穴踝与神门可调整其功能以止痛；取肝、心、肺、脾可通经络活气血，达到"通则不痛"之目的。

（2）如果扭伤引起骨折或关节脱臼，应转到骨科给予处理为妥，不能以此法治疗而误了病。如果骨科处理后局部疼痛难忍，可配合此法尤为妥当。

颈椎间盘突出症

【病案】牛某某，女，53岁，干部，2009年3月1日初诊。

主诉：颈部疼痛，不能活动已两天。

前天开始，不明原因颈部强直，前后左右丝毫不能活动，两手捧头，否则颈部困痛难忍。

视见：患者两手捧头，似固定头颈，看势不妙，让其做CT检查，系C3-4、C4-5椎间盘向后突出，痛苦面容，舌质暗，苔薄白，未查脉象。

【诊断】颈椎间盘突出。

【治则】气血不活，经络不通。

【治疗】（1）取耳穴：颈、颈椎（图2-82）。

（2）取体穴：养老、外关、后溪。

养老成45°向近心端斜刺，外关直刺透内关，后溪直刺，留针30分钟，每10分钟以平补平泻手法捻转行针1次。

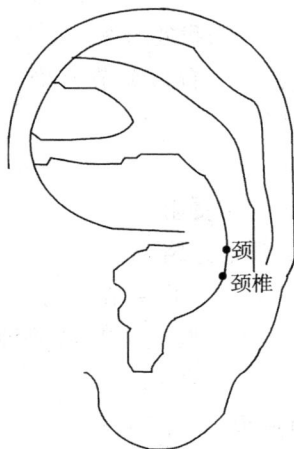

图2-82 治疗颈椎间盘突出症穴位图

【疗效】针后5分钟，让其活动颈部，可向左右各活动25°，同法经4次治疗，颈部活动渐趋基本正常，疼痛已失。惟觉颈肩部左侧酸困，如法又治疗3次，前后共治疗7次，其疼痛消失，功能活动正常告愈。

【按语】（1）耳穴颈和颈椎穴对颈部有活气血，解痉止痛之效。

（2）体穴养老为郄穴，临床上郄穴常用来治疗循行部位及所属脏腑器官的急性病症，故可治颈项强痛；后溪为八脉交会穴，通督脉，自然治颈项疼痛；外关为八脉交会穴之一，其脉过颈。体穴三穴所在经脉均过其颈项，故对其病变的治疗符合经脉所过，主治所及。

（3）从生物全息理论来看，后溪在第五掌骨远端，外关在上臂远端，符合颈部与二穴的全息对应关系，故取此二穴可治颈部病变，也在情理之中。治愈后两年多随访，疗效巩固。

（4）用该法治疗仅此1例，治后未做CT复查，仅谓临床治愈，特说明。

肩周炎

【病案】陈某某，女，56岁，干部，2011年5月27日初诊。

主诉：右肩疼痛不能活动6月余。

6个多月前，正值严寒冬季，因受寒风侵袭，致右肩疼痛，活动受限，抬肩臂更难，夜间痛甚，曾在三门峡市医院诊断谓肩周炎，并在贵院针治6天罔效，今来我处求医。

诊见：神志清，精神可，右肩关节上抬、后伸、外展等活动受限，舌质暗、苔白，脉紧。

【诊断】肩周炎。

【辨证】风寒外袭，经络受阻。

【治则】疏散风寒，温通经络。

【治疗】（1）取耳穴：肩、肩关节（均取右侧）（图2-83）。

用半寸针由肩向肩关节平刺，留针30分钟，每5分钟捻转行针1次。

（2）取体穴：条口透承山、阳陵泉。

用3寸针，行条口透承山，可针2~2.5寸（据人胖瘦而定），阳陵泉可针1.5寸，均直刺，留针30分钟；每5分钟提插捻转1次，行泻法。

【疗效】针后5分钟让其活动肩部，肩可抬高，臂竖起180°，肩部在活动时疼痛大减，次日复诊如法又治1次，疼痛消失，活动功能如常，第三日巩固治疗1次，告愈。

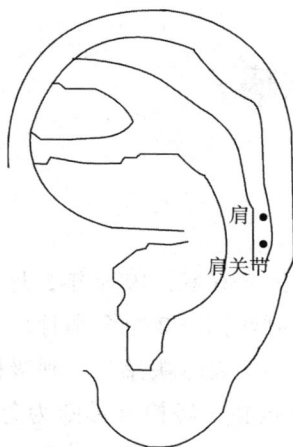

图 2-83　治疗肩周炎穴位图

　　【按语】取耳穴肩和肩关节是治肩周炎要穴，对肩部有活血通络止痛之效。它可改善肩部疼痛和功能活动。至于体穴阳陵泉和条口透承山之针治法，是现代人的经验之谈，治肩周炎疗效甚佳，也符合经脉所过主治所及。

　　回忆在 30 多年前治一老妇人，付某某。肩周炎，经取一般穴位针治 3 次无效，后改为条口透承山，一次针后当即肩可活动，疼痛消失，经多年随访，疗效巩固，至今记忆犹新，之后常用此法治肩周炎，每有良效。故该患者用此"强强"穴位结合针治，取得捷效，则属顺理成章。

急性喉水肿

【病案】郭某某，女，36 岁，1989 年 3 月 1 日初诊。

主诉：喉头憋气，呼吸困难 2 个多小时。

患者于 2 个多小时前突发喉头憋气，呼吸极度困难。痰鸣气急，声嘶音哑，急送县医院抢救，经检查诊断为急性喉水肿，经服六神丸、吸氧等疗法无效。病人痛苦不堪，由于拒绝气管切开术之抢救而返家。返家后随即邀余和林院长急前往其家给予治疗。

诊见：神志恍惚，精神萎靡，口唇发干，唇面发灰白色，卧于睡椅上，急躁不安，其他症情如上述，脉弦急，舌苔黄厚腻。

【诊断】急性喉水肿。

【辨证】肺气不利，痰热上壅。

【治则】清肺理气，宣消痰热。

【治疗】(1) 取体穴：少商、合谷。

常规在针刺部位消毒后，针刺少商，并给予放血，再强刺激合谷。

(2) 取耳穴：咽喉、神门、肺、脾、交感、肝、肾上腺(图 2 - 84)。

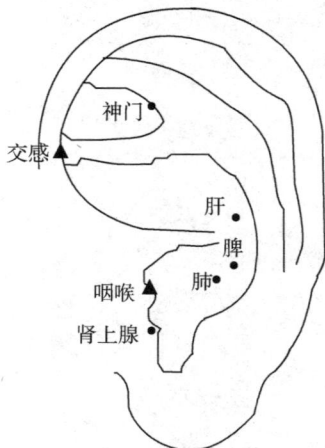

图 2 - 84　治疗急性喉水肿穴位图

耳廓消毒后给予各穴进行强刺激，连续给予捻转行针。

【疗效】针后5分钟，诸症缓解，10多分钟咯痰一次，继而诸症悉除，视病人如常人，针刺抢救获成功。

【按语】（1）据证情，中医认为是肺气不利，痰湿挟热上壅喉部，致喉部气血壅滞，痰湿热阻塞。故取少商，此乃肺经井穴，专治咽喉肿痛、呼吸不利、热病等急症，点刺放血，治湿热痰阻，疗效更佳；合谷为手阳明大肠经与手太阴肺经相表里，主治发热及头面五官疾病。二穴相伍相得益彰，治此病更合拍。

取耳穴依据：肺主气，司呼吸，主肃降，可理气血，除痰热、平喘急、善治喉疾；脾主运化，有除痰湿、通血脉之功；肝主疏理气机；交感缓解内脏平滑肌痉挛，有镇痛解痉平喘之效；肾上腺有"三抗一退"作用，即抗过敏，抗风湿，抗感染，退烧，可治多种疾病及各种炎症；咽喉为相应部位取穴，调节其正常功能而利咽喉；神门有消炎镇静止痛之效。

总之针刺耳穴与体穴并施，达清肺理气之效，痰热上壅得除，喉部堵塞可消，免去了气管切开之苦。

（2）说明：该患者半年后死于白血病。

暴　盲

【病案】李某，女，7岁，小学生，1992年9月6日初诊。

主诉：双目暴盲7天。

7天前，患者父母外出，怕独生小女儿外出走失，将她锁在一间屋里，几个小时后父母把门打开，发现女儿在屋里哭泣不止。从此发现女儿读书认不清字，就连黑板上斗大的字也看不清。家人遂筹资到西安某家医院求治，双目未查到异常病变，服5天西药（药物不明），病无起色，故来求治。余了解其前因后果后，问病儿："你上学能一路顺利到校吗？""能。"又问："遇车能躲过吗？""能。"遂对患儿及其家长说："病很快就会治好的，没问题。"

诊见：精神尚可，神志清，在科室走路仍碰不到周围东西。舌、脉无特异变化。

【诊断】暴盲。

【辨证】五志过极伤及五脏，五脏精华不能上荣于目所致。

【治则】调五脏，舒情志，佐安神宁心。

【治疗】取耳穴：眼、心、肝、脾、肺、肾、皮质下、神门（图2-85）。

常规贴压耳穴，嘱其家属应按压，每天7~8次，每次2分钟左右。并嘱其3天来复诊1次，以观疗效。

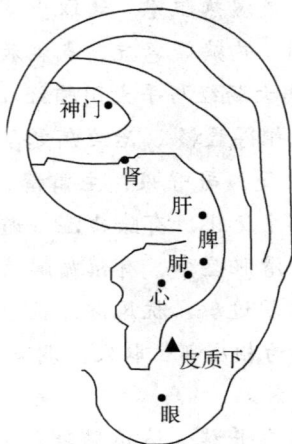

图2-85 治疗暴盲穴位图

【疗效】贴后3天第一次复诊，患儿认清报纸上的标题大字。又连续贴2次（每隔3天1次）耳穴，病愈返校上课，一切正常，疗效巩固，学习成绩好。

【按语】《简明中医辞典》云："暴盲，病证名。多因肝气上逆，气滞血瘀或元气大虚所致。"据此，该病应属暴盲。患儿发病是因家长外出将其关闭室内，小女儿受惊，心急如焚，肝气上逆，精神受到严重挫伤，五志伤则五脏受累，其精华不能上注于目，则目的功能失和，引起暴盲。

治疗取心、肝、肺、脾、肾可调五脏之功能，使其气血顺畅，则五脏之精能养目；另取神门、皮质下、心可镇静安神而神不乱，大脑皮层功能又得以调节，发挥其正常效能；取眼为相应部位取穴，可直接调节视力，从而使患儿的暴盲症得以速愈。

暴发火眼

【病案】李某某，男，17岁，1985年8月12日就诊。

主诉：两眼红肿热痛2天。

患者两天前开始先觉双目瘙痒，痒涩交作，以手揉擦，继胞睑肿起，白睛赤痛，热泪如烫，眵胶黏而多，目羞明难睁故来求诊。

诊见：神志清楚，精神尚可，眼睑肿起，白睛赤红，眵充眼角，难于睁目，苔薄微黄，六脉数而有力。

【诊断】暴发火眼。

【辨证】内则肝肺郁热，外则风热之邪相袭，内外合邪，交攻于上而发此病。

【治则】清热除风，消炎止痛。

【治疗】取耳穴：眼、肝、肺、神门、耳尖（放血）（图2-86）。

除耳尖放血外，其他各穴均可以半寸针刺，留针40分钟，每10分钟捻转行针1次。施平补平泻手法。

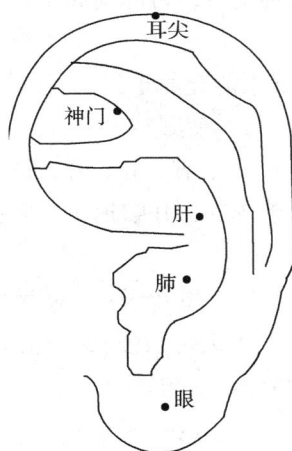

图2-86 治疗暴发火眼穴位图

【疗效】经针15分钟左右，患者自述头目清爽，双目涩痛减轻，次日复诊诸症大减，同法治疗，共3日而愈。

【按语】（1）治疗此病，除耳尖放血外，其他各穴用贴压法（白芥籽或王不留行籽贴压均可）治疗，注意贴后按压穴位，可有同样效果。

（2）在急性结膜炎流行期，用此法经济，速效。一般三四天即可治愈。

（3）取穴依据

眼：治眼疾之要穴，亦为相应部位取穴；肝、肺：因本病由肝、肺二经邪热上冲和外客之风热交加，故取二穴祛除风热之内外合邪而治之；神门：耳尖（放血），可镇静止痛，清热消炎有显效。合而用之功专效速，以达病愈。

眼球痛

【病案】赵某某，女，32 岁，1992 年 12 月 1 日初诊。

主诉：双眼球痛 2 年。

患者 2 年前不明原因的自觉眼球痛，视力尚可，曾在县几家医院，又外出到三门峡市和洛阳市几家医院进行检查未发现异常，经在他院服中西药和针灸治疗（所用药物及针刺穴位均不详）无效，今来我院求治。

诊见：神志清，精神尚可，舌脉尚属正常；双眼外观亦正常。

【诊断】眼球痛。

【辨证】五脏之精气不能充养于目。

【治则】调整五脏功能，使其精气充目。

【治疗】取耳穴：心、肝、脾、肺、肾、眼、神门（图 2-87）。

常规贴压耳穴，给予按压，并嘱返家，日按压 5~6 次，坚持下去，5 天后来复诊。

【疗效】12 月 8 日复诊：患者云："贴后次日痛止。"如法再行治疗 1 次以巩固疗效，又 5 天再行复诊，痛未作，仍以上法巩固治疗，前后贴 3 次，3 年后随访，愈。

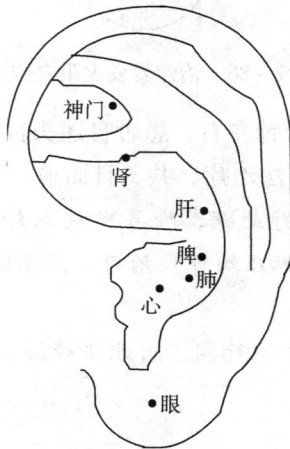

图 2-87　治疗眼球痛穴位图

【按语】五脏六腑之精华皆上注于目，五脏六腑互为表里，又是人体的核心所在，五脏健，六腑自然亦能得到良性调节，故治疗取心、肝、脾、肺、肾五脏，使其经络气血得通，精气自能充养二目，眼球痛自会消；眼为相应部位取穴；神门可镇静止痛。诸穴为伍，恰到好处，使2年的眼球痛症告愈。

夜盲症

【病案】李某某，女，18岁，1989年9月13日初诊。

主诉：每到傍晚看不见东西2年，加重5个月。

患者2年前始觉每到傍晚视物不清，并呈渐进势。近5个月明显加重，以致黄昏时或暗光中行动困难，在傍晚外出常碰到大树，别人看天上星星非常明亮，患者却看不到，甚感苦恼。到某医院检查确诊为夜盲症，先后服两瓶鱼肝油丸无效，今来我院治疗。

诊见：体胖，神志清，两目外观正常，面色润泽，曾在某医院检查，出现典型视网膜色素三联征。

【诊断】夜盲症。

【辨证】五脏精气不足，不能充养于目。

【治则】补五脏以养目明目。

【治疗】取耳穴：心、肝、脾、肺、肾、眼、额（图2-88）。

常规贴压耳穴，每天按压6次，5天后再来复诊。

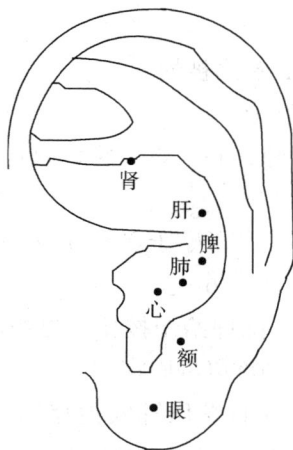

图2-88　治疗夜盲症穴位图

【疗效】9月18日复诊，傍晚外出视物已正常，晴夜能看到天上繁星，大树也看得见，要求巩固治疗。遂按上法贴耳穴。

【按语】肝藏血，开窍于目，眼赖肝血以濡养，才能发挥视觉功能。故《素问·五脏生成篇》云："肝受血而能视。"眼与五脏均有密切关系，《灵枢·大惑论》云："五脏六腑之精气，皆上注于目而为精。"今不但肝之精气不足，五脏精气皆不足，目不得濡养，引起黄昏时分目不能视。

为此在治疗上取耳穴肝、心、脾、肺、肾以调节其功能，补其精气之不足，使精气旺，目得养，病始能除；取眼有调节其功能作用；额者经验之用穴。

急性鼻衄

【病案】訾某某，女，19岁，1988年3月2日初诊。

主诉：鼻出血4年，今又发病。

患者4年前开始鼻出血，每到春暖三四月份即发，热天尤甚，今鼻出血已有5天，日衄2~3次，色鲜红，量多，伴鼻腔干燥，干咳无痰，口干身热。经他院注射酚磺乙胺、服西药，均无显效，今来求治。

诊见：神志清楚，精神欠佳，形体消瘦，痛苦面容，双鼻腔流鲜血不止。询问知其便秘、尿赤，观其舌红苔黄。急治其鼻出血，故脉诊从略。

【诊断】鼻衄。

【辨证】肺热炽盛，鼻窍被灼。

【治则】清热凉血止血。

【治疗】取耳穴：肺、心、胃、脾、内鼻、外鼻、耳中、神门（图2-89）。

各穴均取双侧，将白芥子贴于0.8cm×0.8cm胶布中间，对准所取耳穴，进行按压，每日5~6次。

【疗效】耳穴贴后，随即给予按压，当按压至40秒时，鼻出血已止，又连续按压1分钟许以巩固疗效。

次日患者来云："昨日贴压耳穴治疗后，出血止而未发。"疗效很好，要求再贴压1次。答曰："不必天天贴耳穴，贴1次可在5天后再来换贴1次。"让其回家继续每日按压5~6次即可。5天后来复诊，鼻出血未发。后经2年随访，虽经两个春夏，从未出现鼻出血。

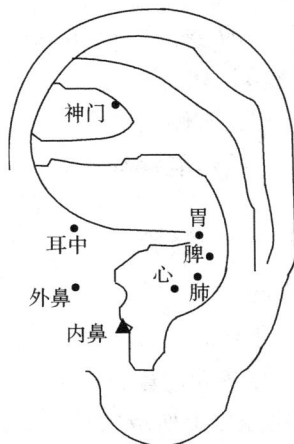

图2-89　治疗鼻衄穴位图

【按语】（1）治鼻出血，或鼻出血不止的取穴依据。

耳中：有很好的止血功能。心、神门：有清热凉血消炎镇静之效。肺：由于鼻为肺之窍，肺功能正常不受邪，其窍自安，鼻出血可止。脾、胃：取之可调二者升降气机之常度。使之升降有序，统血有度而不外溢，同时又可强健后天之本，增强人体免疫功能。内、外鼻：属相应部位取穴。

总之，取心、肺、脾、胃调其气血，祛其邪热，加上止血穴之耳中。如果见血就一味止，势必止而有瘀，遗留后患。所以大胆在止血的同时又有活血之意，达到了活血活而不乱，使血走常道，止血止而不瘀，以防后患。这是笔者对治疗各种血证的一点体会。

（2）治鼻出血应注意三项：①贴耳穴后每天要按压6次以上，不可间断。②贴耳穴后的前两三天，应特别注意，不能在平时或洗脸时用力按擦鼻和鼻两旁。③勿食辛辣刺激之物，防助内热以发病。

（3）鼻出血为患，多为肺胃郁热上壅鼻窍，伤及阳络所致，故均可用此法，曾治数百名鼻出血患者，实是屡获速效。

（4）曾有一李姓农妇，每年秋天要发鼻出血，她说："现在没到秋天，能不能提前贴耳预防？"我冒昧一试，结果观察2年未鼻衄。这说明此法不但能治，且能防。能治且疗效甚好，实践已证实；

151

能防病例太少，尚须临床验证。

牙痛

【病案】 于某某，男，57 岁，1995 年 10 月 14 日诊。

主诉：右侧上下牙痛 11 天。

患者 11 天前牙痛始作，右侧上下牙疼痛剧烈。昼夜难眠，牙痛牵连右侧偏头痛，服西药虽然能疼痛缓解，旋即复作，不能根治，今牙痛又剧，前来就医。

【诊断】 牙痛。

【辨证】 肾阴虚胃火旺。

【治则】 滋阴降火，止痛。

【治疗】 取耳穴：牙痛奇穴、肾、胃、神门（图 2－90）。

耳廓消毒后，常规贴压以上所取穴位，日按压 5～6 次，若疼痛发作可及时按压，能立即止痛。

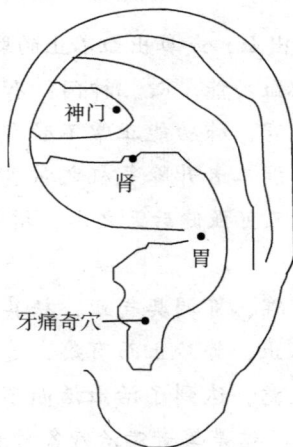

图 2－90 治疗牙痛穴位图

【疗效】 耳穴贴后，笔者两手按压两耳牙痛奇穴，患者痛立止，然后按压其他二穴合而治之。此后患者 7 年多来，从未发生过牙痛，甚感欣喜。

【按语】 （1）牙痛奇穴为治牙痛特效穴，不论属何种牙痛，此穴均可立即止痛，经数百例各类牙痛患者治疗，仅一穴，立即止痛达 90% 以上。

（2）牙痛时先按压双耳牙痛奇穴，痛可立止，又可根据辨证而伍以他穴更好。如本例取肾，因肾主骨，牙为骨之余；胃经入齿，现肾阴虚胃火旺，也在所必取；加上神门可镇静，又可治各种疼痛之疾，疗效自然理想。

八、急性中毒

酒精中毒

【病案】王某某，男，25岁，城关镇人，1984年5月18日就诊。

主诉：患者酗酒后自伤、伤人2小时。

患者2小时前因饮酒过多，致高声胡言乱语，漫骂不休，步态蹒跚，不时冲撞别人，并打骂伤人，或以头碰壁欲自尽。有这些危险动作在眼前，为防止患者出现严重自伤或伤人事故发生，家属将其用绳捆绑在架子车上，拉我院就医。

诊见：患者绑在架子车上，神志恍惚，面赤气粗，胡言乱语不止，用全身挣扎欲起身而不能，同时漫骂不休。由于不合作，舌脉未查。但见头部右侧碰伤，有一肿包。

【诊断】酒精中毒。

【辨证】酗酒后酒精中毒，热毒之邪充斥体内，扰乱心神与精明之府（大脑），致诸症丛生，甚则引起自伤或伤人。

【治则】解酒、醒脑、镇静安神。

【治疗】取耳穴：醉点、心、神门、皮质下、枕、额（图2-91）。

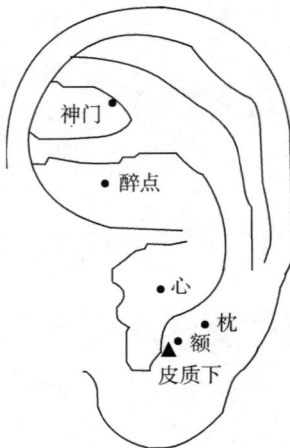

图2-91　治疗酒精中毒穴位图

154

取寸针，对准以上诸穴刺之，除额、皮质下斜刺外，其他穴均可直刺。留针 20 分钟，每隔 5 分钟给予捻转行针 1 次。

【疗效】针刺入后，患者立即停止漫骂，躁动已息，15 分钟后，安睡于架子车上，在围观众目睽睽之下，熟睡打鼾。让患者家属解下捆绑之绳，让其卧床休息，次晨醒来如常人，病愈。

【按语】该患者由于酒精中毒较重，已引起自伤和伤人之势，其行为危在顷刻，实属急症之例，故即刻用耳针以治之。

取穴依据：醉点：解酒之毒以治本；心、神门、皮质下、枕：镇静安神以治其标；额：健脑要穴，有健脑醒脑之功。

煤气中毒

【病案】王某某，女，18 岁，1984 年 12 月 11 日早晨 7：30 就诊。

代诉：今早发现患者煤气中毒。

患者身体很好，准备来县城体检参加工作。由于昨晚独居一室，煤火放在住室内未管理好，致使今早喊吃饭时不应声，家人才发现其煤气中毒。患者头昏、头晕、头痛，恶心欲呕，心悸不适，四肢及全身软瘫。

诊见：患者由两人搀扶靠在病房门口，神志模糊不清，精神萎靡，面色无华，口唇略红，四肢不温，呼吸浅而困难，说话低微不清，舌苔如常，脉沉细。

【诊断】煤气中毒。

【辨证】大脑及机体缺氧。

【治则】疏通气血以灌注氧气，佐以醒脑开窍。

【治疗】取耳穴：心、肺、脾、交感、脑、皮质下（图 2 - 92）。常规消毒耳廓，以寸针直刺所取诸穴，每 3 分钟左右捻转行针 1 次，直到诸多症状消失拔针，共留针 15 分钟。

【疗效】针刺后，10 多分钟见患者面色渐红润，问话对答清晰如常人，精神转佳，呼吸均匀，自觉一切症状缓解。随即到县医院做参加工作的体检事宜。

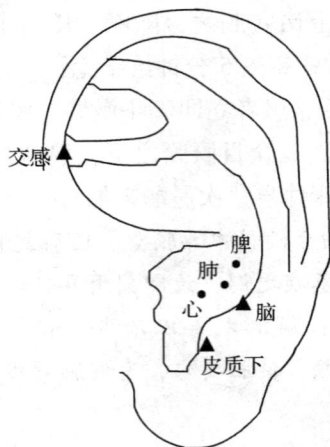

图 2 - 92　治疗煤气中毒穴位图

【按语】（1）煤气中毒即 CO 中毒。取心、肺、脾既强心，又可畅通气血，加快加强气血周流机体（包括头部）；取皮质下、脑，即可调节大脑及其皮层功能，又可醒脑开窍，同时加强了血管舒缩功能以助血液循环。当时诸穴配合运用，能加强血氧灌注，故可使诸症速除而达病愈。

（2）由于当时县中医院刚成立，无吸氧设备，更不要说高压氧舱等设备，在遇此紧急情况下，只好采取耳针办法以救其急。

（3）实践证明耳穴心、肺、脾可强心调气血，能加强血液循环，促进和加强氧的机体灌注，治疗 CO 中毒确有良效。

（4）笔者认为遇 CO 中毒严重，尽可能就近到条件好的医院，必须给予吸氧，同时根据病情实施防治脑水肿、控制感染，促进脑细胞代谢等一些现代手段和措施，决不能粗心大意。

耳针治疗杂症拾零

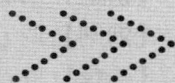

口　吃

【病案】李某，男，6岁，1993年6月3号就诊。

主诉：小儿口吃5个多月。

5个多月前，患儿喝啤酒后开始说话口吃，家族中其大姨严重口吃，可能对其有影响，近几个月口吃不止，且渐加重。

诊见：精神尚可，面色微赤，问其吃饭了没有，答："吃—吃—吃吃了啦。"句句口吃，精神越紧张，口吃越严重，实不堪入耳。舌苔厚，脉无异常。

【诊断】口吃。

【辨证】酒后气血阴阳失调，神识受邪，清窍不利。

【治则】调五脏气血阴阳，宁心神开启清窍。

【治疗】取耳穴：心、肝、脾、肺、肾、口、皮质下、神门、额（图3－1）。

给予穴位常规贴压，每天6次以上。嘱其家人给予按压和配合训话。

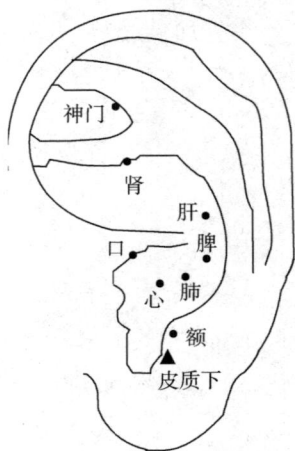

图3－1　治疗口吃穴位图

【疗效】11月27日复诊：其外爷带患儿来云："贴耳穴1次，近半年没有口吃发生，今日口吃又作，但较前轻，特来治疗。"同上法贴耳穴按压治疗。

12月30日复诊，口吃已愈，今来要求巩固治疗，照办。

【按语】（1）患儿喝了啤酒，脑窍被郁热之邪上蒙为诱因，使清窍不利，再加其家庭有口吃人员的影响，极易引发口吃症。故取耳穴心、肝、脾、肺、肾五脏穴位以调气血阴阳，使郁热得消，脑窍得清。加之放慢说话节律的语言训练，口吃即可得到治愈。另外取口为矫正口吃必取之穴，额有清醒头脑之功；皮质下、神门既可调节神经功能，又可起安神镇静之效，使患者神爽心静对纠正口吃起良好作用。

（2）贴耳穴治口吃同时，还要嘱其家人与患者对话时放慢节奏，吐字要清楚。在此基础上，可渐加快说话节奏，经过训练，纠正口吃可达预期效果。

鼻　鼽

【病案】杜某，男，61 岁，1998 年 10 月 16 日初诊。

主诉：鼻痒，打喷嚏，流清涕已 5 年，加重半年。

5 年前始作鼻痒打喷嚏，流清涕，直到现在，每遇冷空气或吃饭遇热均会发作，常是鼻微痒，继而连连打喷嚏、流清涕为主要症状，每次发作，起病急，持续 1 分钟左右即过，间歇期如常人，伴鼻塞不适，嗅觉失灵。近半年来有加重之势，特来就诊。自述平日易患感冒，别无异常。

诊见：精神一般，面色无华，舌淡苔白，脉沉缓。

【诊断】鼻鼽。

【辨证】肺卫气虚，邪犯鼻窍。

【治则】益气固表，扶正祛邪。

【治疗】取耳穴：脾、胃、肺、内鼻、外鼻、神门、风溪（图 3 - 2）。

常规贴压耳穴以治疗，并嘱每天按压穴位 6 次以上，病作时要立即按压。

【疗效】10 月 21 日复诊，得知贴压耳穴 5 天来，诸症已失，后经 3 次贴压耳穴巩固（每 5 日贴压一次），半年后随访，疗效看好，从未发作。

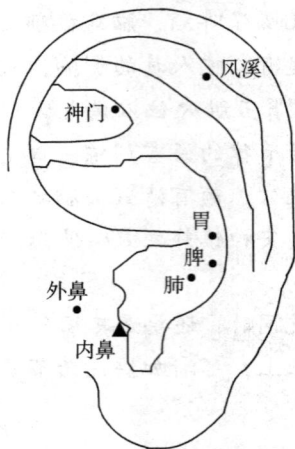

图 3 - 2　治疗鼻衄穴位图

【按语】此例患者因肺卫气虚，邪犯肺卫致病频发。故治疗取肺穴，因肺开窍于鼻，又主表，故取之可益气固卫；取脾、胃可健脾胃以培土生金，起扶正祛邪之能，有利病愈；取风溪者，因此病属过敏性疾病，可直接抗过敏以祛邪更为恰当；神门有镇静消炎作用；内外鼻属相应部位取穴。总之诸穴为伍，可扶正祛邪，益气固表，抗过敏以达病愈。

遗尿症

【病案】吴某某，男，14 岁，1988 年 3 月 12 日初诊。

主诉：从小尿床至今已十余年。

患者从小尿床至今，渐加重。每晚睡眠不能自醒解小便，喊他起床解手，喊几遍还喊不醒，喊醒后，迷糊不起床，起床不知尿，下床有时不知找便盆，甚至迷糊地尿到鞋里边。有时一夜喊起床解小便 4 次，仍要尿床，夜夜遗尿，甚感痛苦。

诊见：神志清，精神差，面色微黄，舌淡苔白，脉沉缓。

【诊断】遗尿症。

【辨证】肾阳不足，膀胱失司，元神失灵。

【治则】温补肾阳，使膀胱气化有序，醒脑开窍，使元神能司其职。

【治疗】取耳穴：缘中、皮质下、耳中、肾、膀胱（图 3 - 3）。

常规贴压，按压耳穴以治之，每天按压 6 次，入睡前按 2 次，每次 1 分钟许。

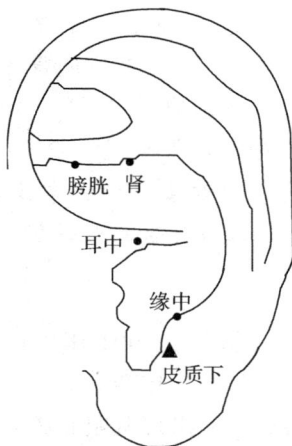

图 3 – 3　治疗遗尿症穴位图

【疗效】3 月 17 日复诊：贴压 1 次后，尿床已止，夜间有尿意能主动醒来解小便。为巩固疗效嘱学员给贴压耳穴，随即夜间尿床病又复发，渐有加重之势，原因是未贴缘中与皮质下。故又如法治疗 2 次而病愈。年余后其父告知疗效巩固，甚为感激。

【按语】（1）遗尿是指 5 岁以上小儿在睡眠中无意识的小便自遗，是儿科临床常见疾病。其原因多见于功能性和器质性两类，而属器质性者极少，功能性居多。中医将遗尿归结为下元虚冷和脾肺气虚所致，因为肾主闭藏，开窍二阴，且司二便。若肾气不足，膀胱失约可致遗尿，若脾肺气虚，"上虚不能制下"则膀胱不摄，也可导致遗尿。在这种理论指导下，分别应用温阳补肾固脬缩尿法或健脾益气敛肺缩尿法治疗针刺治疗或用耳针治疗也好，疗效虽有，但均不理想。根据笔者几十年临床观察和实践认为，功能性遗尿的小儿几乎是 100% 都具有程度不同的沉睡而难以唤醒，唤起床后还迷糊不清，呈昏朦状态，良久才醒。所以虽与上述中医的传统病因病机有关，但笔者认为此类患者沉睡难以唤醒、唤之神识朦胧的原因，与西医学认为与大脑皮质及其皮质下中枢功能等神经系统失调有直接关系。故笔者在治疗小儿遗尿一病，20 多年来一直将中西医两套理论结合运用，使用耳穴治此病获得非常好的疗效，基本上贴压 1 次见效，2～3 次达治愈的目的。实践已证明一般贴压 1～3 次后，患儿即能在沉睡中欲尿而能自醒，自醒则能控制遗尿而达病愈。这是治此病之关键。

（2）本病取耳穴缘中、皮质下、耳中可直接调节大脑皮质，使其所辖神经系统的功能得到改善，使得脑醒窍开，元神得灵，欲尿能醒，醒而不昏蒙，排尿自能正常；另外可取肾，肾主骨生髓通于脑，脑为元神之府，元神得灵，肾与膀胱相伍，补肾而固摄下元，并使膀胱机能得以改善，过去常用此二穴为伍也可助遗尿之病向愈。治遗尿配伍穴位得当而疗效佳。

小儿目劄

【病案】李某某，女，6 岁，1991 年 2 月 6 日初诊。

主诉：两眼睑阵发性眨动 1 年余。

患者 1 年多前无明显原因出现两眼睑阵发性眨动，渐加重，每次眨动 3 秒左右，眨动频频发作，不能自控，家人认为她有坏毛病，多次训斥仍无济于事。曾到某医院治疗无效，今前来我科求治。

诊见：精神佳，身体胖，查结膜和角膜正常，视力尚好瞳孔大小对等，对光反射正常，双眼睑阵发性频频眨动。

【诊断】小儿目劄。

【辨证】脾胃受风邪所致。

【治则】健脾胃，镇静除风。

【治疗】取耳穴：脾、胃、肝、心、肺、肾、神门、皮质下、眼（图 3 - 4）。

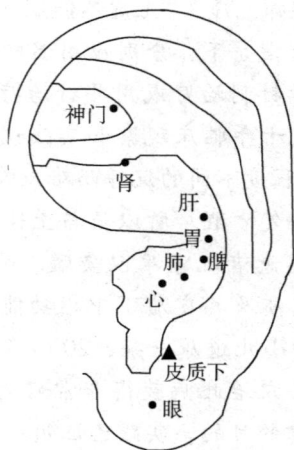

图 3 - 4　治疗小儿目劄穴位图

常规贴压耳穴，嘱其每天按压 6 次以上。

【疗效】2003 年 2 月，患者已 18 岁，准备外出打工，途中到我诊室。看到她目剳已愈，问其情况，她笑脸相答："在这里贴压耳穴回家按压几天病愈后，已 10 多年，未再复发。"

【按语】眼睑属脾胃，脾胃受风邪所扰，则眼眨动频作，故取脾、胃二穴，使脾胃健，风邪不入，病从何来？今脾胃受邪易累及他脏，故加取心、肝、肺、肾使阴阳气血旺盛，正气旺风邪无所入，目剳得以治；取眼是相应部位取穴之意，可直接调节其有关组织器官功能，益于治病；加神门和皮质下者，可以镇静并能使其神经系统功能获得调整和改善，而利于疾病康复。

小儿厌食症

【病案】李某，男，8 岁，1983 年 10 月 22 初诊。

主诉：厌食 3 年之久。

患者 3 年前开始纳呆不饮食，食之甚少，哄着、逼着每顿只能食一两或一两以下食物，体倦乏力，曾在县里多家医院检查未发现肝脏病变及其他器质性病变，曾多次服中西药无效，注射过维生素 B_{12} 针剂，暂增加食欲和食量，但数天后病情如故。

诊见：身瘦如柴，面色发黄，体倦乏力，腹部胀大，舌淡苔白根厚而润，脉滑。

【诊断】小儿厌食症。

【辨证】脾胃虚弱。

【治则】健脾益胃疏导气机。

【治疗】取耳穴：右耳取肝、脾、胃、皮质下；左耳取脾、胃、内分泌；两耳加取艇中（图 3-5）。

常规贴压耳穴，要求家里大人配合给予按压，每天 6 次以上。

【疗效】10 月 26 日复诊，其母云："经上次贴压耳穴后，近几天由每顿吃不到半碗饭，增加到近两碗，腹胀已除。"效不更穴如此巩固治疗 1 次，月余后其母来云："食欲好，食量大增，精神好，面色亦大有改观，体重增加三斤。"

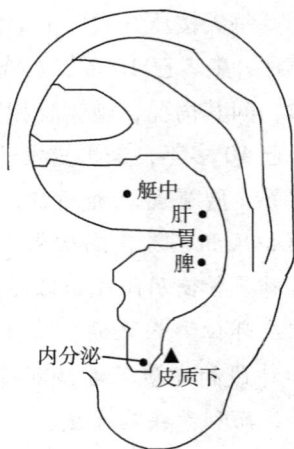

图 3 - 5　治疗小儿厌食穴位图

【按语】（1）小儿厌食症，又称小儿神经性厌食症，多表现为食欲低下、不思饮食、食量甚少，时间长会引起营养不良、腹胀、消瘦、贫血等。

（2）用耳穴贴压疗法治小儿厌食症起效速，疗效佳，无任何不良反应。如一 5 岁女孩患厌食症，邀我去给贴压耳穴治疗，晚上 10 时贴压后按压片刻，次日一觉醒来要吃饼干，过去从未要吃过东西，这是第一次主动吃东西，今天食欲食量已增。一年后，女孩食欲食量一直很好，体重增，精神佳，身体健壮。

（3）取耳穴依据：取脾胃以改善消化道收纳和消化的作用；取肝者由于现今多独生子女，娇惯而多任性多刚烈之性，故肝气多亢郁而克害脾土，取之以疏泄其性，助健脾胃之功；取皮质下者，可调节其神经功能以助消化道恢复常态；取内分泌者，可使内分泌旺盛以助消化吸收。

（4）有人向我提问："贴压耳穴治小儿厌食症是心理作用吧？"我不完全排除心理作用，但更重要的是此疗法显示的独特疗效。如一婴儿杨某某，生下十多天，其母无乳，什么代乳品也不食，经贴耳穴 1 次后回家即可食代乳品，这么小的婴儿有什么精神和心理作用，又没给他提示，即使提示他也不懂。上面举的例子均难以用心理疗法来解释。还有个 18 岁李姓男士不爱吃油条，不爱闻油条气味，当给他贴耳穴后并未给任何暗示回家路过街上感到油条的香味扑鼻，买后就吃，这也很难以心理作用讲得通。

另外不是神经性的厌食，是否也可以贴压耳穴治疗呢？答案是可以的，有的效果还特别好。如患者张某某，因胃病痛，饮食极差，在他院诊断为胃炎，他医给予输液消炎 4 天无效，要求给予贴压耳穴治疗。贴压耳穴 3 天后找到我说："贴穴后吃得太多了，每顿吃 5 个馍（每个馍 2 两面粉），每天吃 3 顿，合计 1 天吃 3 斤干面，加上每顿 1 碗稀粥（每碗 1 两面粉），另外还要到街上买两三顿饭吃。"看起来他真是食欲食量大增，胃也不觉痛，去掉贴压耳穴的胶布，患者正常饮食。

举这么几个例子都说明用此法治疗小儿厌食症及其他一般厌食症，可使人有强烈的饥饿感，促进食欲、食量增，不是某些人说的是一种心理疗法。当然了，贴耳穴治疗鼻血不止，治疗急性阑尾炎和急性乳腺炎可立即止痛，治疗胆肾结石绞痛也可立即止痛等等均说明该法是有确切临床疗效的。

小儿盗汗

【病案】路某某，男，7 岁，1985 年 9 月 12 日初诊。

主诉：入睡后全身汗出如洗 3 年。

患者 3 年前由于感冒服发汗药，引起大汗出，感冒好后，后遗盗汗症，每于入睡全身出汗，浸湿被褥与枕，周身乏力，口干纳呆，经用多种中西药（药物不详）无效，今来我院治疗。

诊见：患儿消瘦，精神不佳，舌微红苔根厚，脉细数。

【诊断】小儿盗汗。

【辨证】阴虚火盛。

【治则】滋阴固表，伴健脾胃以助消化。

【治疗】取耳穴：心、肺、脾、胃、交感（图 3-6）。

常规贴压耳穴，并嘱每日按压 6 次。

【疗效】1986 年 2 月 24 日复诊：贴压 1 次后近半年来盗汗已止，饮食尚好，精神转佳，今要求再巩固治疗。

3 月 16 日其母来看病，告知儿病无再复发，已愈。

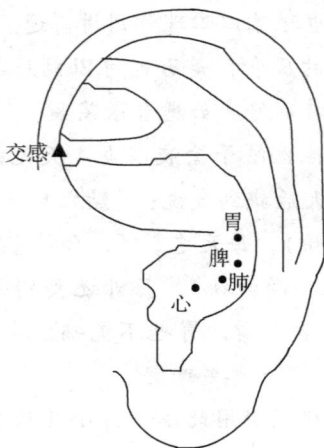

图 3 - 6　治疗小儿盗汗穴位图

【按语】汗乃心液，取心可滋心阴清心火，用于治疗多汗症；肺主皮毛，可用其固表止汗；脾主运化，可调节水湿输布及运化趋于正常，与胃配伍可助消化吸收增进食欲；交感对腺体分泌有调节作用，常用于治疗多汗症。

小儿夜啼

【病案】张某某，男，3 岁，1989 年 8 月 6 日初诊。

主诉：小儿夜啼不止 5 天。

患者 5 天前小儿开始夜间啼哭，哭声亮而阵阵不止，难以入睡，四肢不自主活动频繁，白天和正常儿一样，饮食尚可，大便秘，小便黄。由于小儿夜啼不止，大人、小儿不能入睡，家人焦急。

诊见：小儿面赤、口干，有烦躁不安之势，舌质红、脉数。

【诊断】小儿夜啼。

【辨证】心热致神扰不宁。

【治则】清热宁心安神。

【治疗】取耳穴：心、神门、皮质下、枕、耳尖（图 3 - 7）。

给予贴压耳穴疗法施行治疗，并嘱其家属给予按压，临睡前一定要按压，力量要适中。

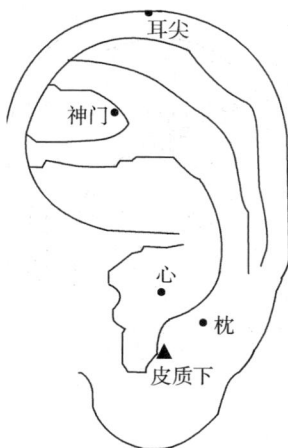

图 3 - 7　治疗小儿夜啼穴位图

【疗效】5 天后其家人说："贴压耳穴后当晚即入睡很好，近几天睡得都很安然。"告愈。

【按语】小儿夜啼症常见，此例属心热而神扰不宁，故取耳尖穴稍放血有良好清热泻火作用；心、神门、皮质下、枕为伍有协同镇静安眠之功，故疗效甚优。

闭　经

【病案】张某某，女，21 岁，1998 年 8 月 6 日初诊。

主诉：闭经 6 个月。

于半年前月经闭止，小腹坠胀不适，时有作痛，伴胸胁痛，满闷，心情急躁难耐，饮食欠佳。

诊见：精神欠佳，面色赤黑，时作太息，舌红脉沉。

【诊断】闭经。

【辨证】气滞有瘀。

【治则】疏肝解郁，理气活血。

【治疗】取耳穴：内生殖器、盆腔、肝、心、肺、脾（图 3 - 8）。

常规贴压耳穴，每日按压 6 次，每次 1 分钟许。

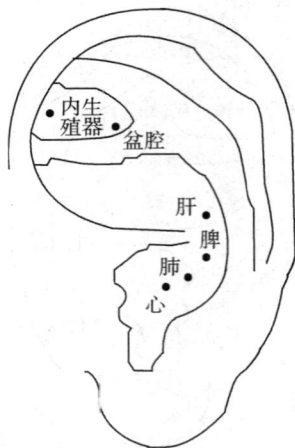

图 3 - 8　治疗闭经穴位图

【疗效】经贴压 1 次后于 1999 年 10 月 18 日来云："贴耳后 1 年来月经经期，经色、经量均属正常。"告愈。

后于 2001 年 3 月 10 日来云："近 4 个月经闭又作，症情如上，求治。"按上法贴压耳穴 2 次（每 5 天 1 次），再次治愈。

【按语】取耳穴内生殖器、盆腔、属相应部位取穴，以调节其功能；肝可解郁理气；取心、肺、脾可理气活血，使气顺血活，闭经自愈。

老年性瘙痒症

【病案】闫某某，女，67 岁，1986 年 10 月 12 日就诊。

主诉：全身瘙痒已 5 年。

患者 5 年前始发生全身瘙痒，昼夜发作，入夜尤甚，全身因瘙痒而抓起搔痕，甚或搔烂起疹，奇痒难耐，每每不能安眠，影响生活质量。

诊见：全身搔抓起痕，胸背部及四肢散发有糜烂及红疹。

【诊断】老年性瘙痒症。

【辨证】血虚风燥。

【治则】取耳穴：心、肺、脾、肝、神门、风溪（图 3 -9）。

常规贴压耳穴，嘱每天按压耳穴 6 次，若发生瘙痒立即按压即可当即止痒。

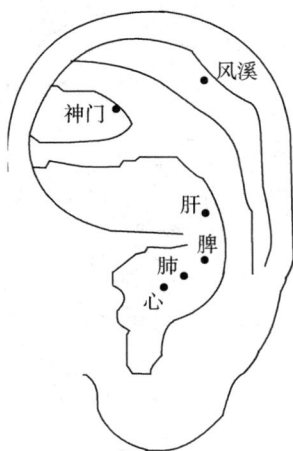

图3-9 治疗老年性瘙痒症穴位图

【疗效】每5天贴压耳穴1次，经贴1次痒大减，3次基本痊愈，继贴2次，前后相继共贴5次，痒止，搔痕消，入睡正常，病告愈。

【按语】老年人瘙痒多因血亏风燥引起。故取心、肝、肺、脾可养血除风，益气补脾，使正气复，风邪除，瘙痒可止；加神门镇静消炎；风溪可抗过敏，又可除风止痒。这对老年瘙痒症的治疗效果好，提高了老年人身心健康。

老年性五更泻

【病案】安某某，女，58岁，于1985年12月26日初诊。

主诉：五更泻已6年。

患者6年前开始患五更泻症，每遇五更时分，腹部鸣响，胀痛不适，顿时急于登厕，便稀，一天两次，天天如此，伴眩晕恶心呕吐、耳鸣，某县医院诊断为梅尼埃病，经治梅尼埃病所现诸症已减轻，五更泻仍然无效，舌淡苔白腻脉弦滑。

【诊断】①五更泻；②眩晕症。

【辨证】肾阳不振，痰湿中阻。

【治则】补肾壮阳，健脾胃除痰湿，降逆止呕。

【治疗】取耳穴：肾、脾、胃、肝、大肠、小肠、神门、内耳、交感（图3-10）。

常规贴压所取耳穴，每天认真按压5~6次。

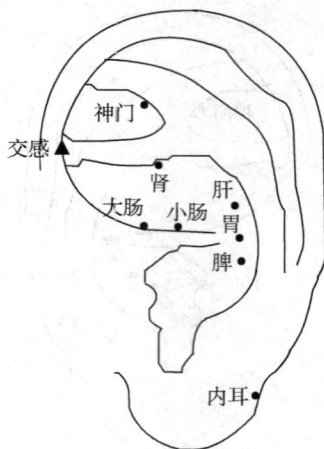

图 3 – 10 治疗老年性五更泻穴位图

【疗效】1986 年 1 月 2 日复诊：五更时分腹鸣、腹痛、腹泻已止，转每日中午大便 1 次，成形。眩晕、呕吐、耳鸣已基本痊愈，今日同上法治疗 1 次以巩固疗效，前后治疗 3 次而痊愈。

【按语】该患者取穴依据：脾、胃有健脾益胃之功，降逆止呕之效；加肝穴可疏肝降逆止眩晕，又可使肝胃调和，呕吐可消；加内耳者，因此眩晕称内耳眩晕症，与内耳膜迷路积水有关，故取之调节其功能以助病变之康复；肾可壮阳又司二便，可驱寒邪而止泻；大小肠、神门有止泻消炎镇静之效；取交感可调节其神经系统，以助肠道健运，达到病愈目的。

老年顽固性便秘

【病案】海某，女，68 岁，1994 年 7 月 10 日初诊。

主诉：患便秘已 50 年之久。

患者从 18 岁开始，大便常数日 1 次，干燥难解，一般 5 ~ 7 天，甚者达 10 ~ 15 天，须服中药或西药泻药或以灌肠等法治疗，仅取一时之效。每遇欲便不能，大便干结不下时，两腿出现抽搐躁动不适如抽筋状。平日纳呆乏力。

诊见：面黄肌瘦，舌淡苔白，脉细无力。

【诊断】老年顽固性便秘。

【辨证】气血双亏，大肠传导无力。

【治则】调补气血，调整肠道功能。

【治疗】取耳穴：便秘点、交感、肺、心（图3-11）。

除便秘穴斜刺外，其他均直刺，施平补平泻手法留针40分钟，每10分钟捻转行针1次，隔日针1次，连针3次。

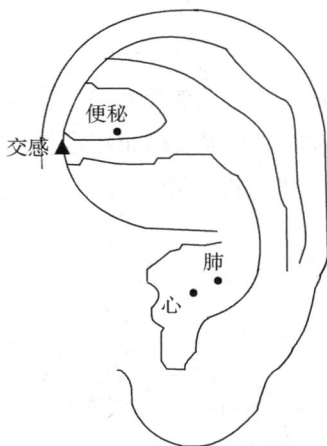

图3-11　治疗老年顽固性便秘穴位图

【疗效】上午10时给予针刺，当日下午3时大便顺利解下，连针3次。后经两个半月的随访，疗效巩固。

【按语】（1）该患者50年便秘史，实属顽固，据症知该病应属气虚血亏，大肠传导无力所致，故取交感、便秘二穴，能调整肠道功能，使肠蠕动功能正常，便秘即获理想疗效。加肺、心二穴，因心主血，肺主气又与大肠相表里，二者可调补气血，助大肠通调，便秘得解。

（2）曾治便秘33例，全部病例均在针刺1次而大便顺利解下，大部分在针后3~5小时获效，最短不到10分钟，最长13小时便通，后须针1~2次巩固治疗为宜。

（3）该病在治疗时取耳穴便秘点与交感为主穴；若属燥热伤津型应配耳尖放血；气机郁滞传导受阻者应配肝穴；阴寒固结、阳气不运者配脾、肾；气虚血少、传导无力者应配心、肺。

多涕症

【病案】刘某某，女，35岁，1985年12月21日初诊。

主诉：两鼻流涕多已5年。

患者5年前开始，每遇入冬天寒，即两鼻流涕，经常不断，早晨起床至 10 点时，流涕极多，扯成条状从鼻而出，每到初夏天暖以后不治自愈。现入冬天气变冷，多涕症作，甚感烦恼而来院治疗。

诊见：鼻涕成稀条状流出不止，手绢擦后立即又现，查其苔白、脉缓。

【诊断】多涕症。

【辨证】脾肺肾阳气不足，寒邪外侵。

【治则】温运脾肺肾，使水液输布正常。

【治疗】取耳穴：脾、胃、肺、肾、内鼻、外鼻、神门、风溪（图 3 – 12）。

常规贴耳，认真按压，每天 6 次。

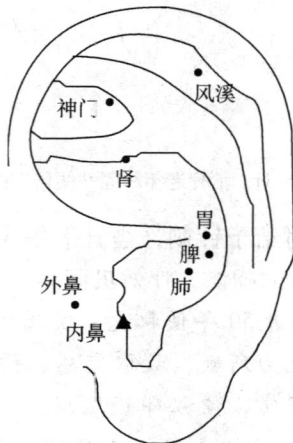

图 3 – 12　治疗多涕症穴位图

【疗效】1986 年元月 4 日复诊，患者云："虽今日正值数九寒天（二九末），但多涕症不再出现。"要求巩固治疗 1 次，照办。

【按语】此案乃脾、肺、肾阳气不足，加冷天寒邪之外侵，内外两寒相合，则津液输布失常不循常道而上逆于鼻窍致多涕症。治疗：取脾、胃可补中健脾，以助后天阳气旺盛，能健脾除湿；肾可壮肾阳使先天肾气得补；肺开窍于鼻，肺功能健则出于鼻窍的水湿多涕可向愈。从而可知取脾、胃、肺、肾，能调节其功能，使阳气得复，阴阳趋向平衡，津液输布有度。取内、外鼻属相应部位取穴，以改善其功能；神门可消炎镇静；风溪可抗御对寒冷之邪的过敏反应，以助病情之速愈。

复发性口腔溃疡

【病案】付某某，女，35 岁，1986 年 3 月 7 日初诊。

主诉：复发性口腔溃疡 7 年。

患者 7 年前开始口腔溃烂，每月有 20 天左右犯病，此处不好，彼处又起，疼痛不适，饮食不便，多处治疗无效，思想压力大，今来我科就诊。

诊见：舌与上下唇内侧 6 处呈白色斑片状溃烂，周围有红混，舌尖红，苔根白厚，脉滑而有力。

【诊断】复发性口腔溃疡。

【辨证】心脾二经有郁热。

【治则】调节心脾功能，清其在经之郁热。

【治疗】（1）取耳穴：心、肺、脾、神门、口、舌（图 3－13）。常规贴压耳穴，并加以按压，日 6 次。

（2）配合服维生素 B_2。每服 3 片，日服 3 次。

【疗效】3 月 14 日复诊：口腔溃疡已全部愈合，再行巩固治疗 1 次。一年后路遇患者，得知疗效巩固，口疮未发。

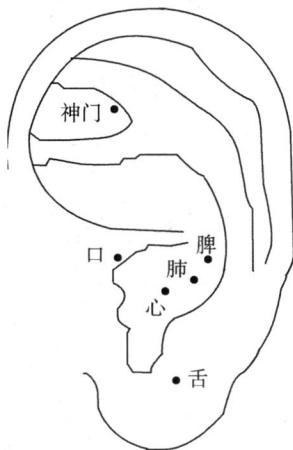

图 3－13　治疗复发性口腔溃疡穴位图

【按语】复发性口腔溃疡中医称之为口疮。因为"脾脉络于舌"、"舌为心苗"，故本病心脾二经郁热引起。治疗取心、脾以清其在经之热；配肺，因肺主气，与心相伍，使气血旺，改善口疮周围之微循环，促进口疮的愈合；神门消炎止痛；口、舌为相应部位取穴，改善局部功能和营养，加速溃疡愈合。配合服维生素 B_2，有助于溃疡的辅助治疗，以利病痊。

梅核气 （咽部异物感）

【病案】李某，女，48 岁，1991 年 9 月 18 日初诊。

主诉：咽部有异物感已 3 年，加重半年。

患者 3 年前因与人发生口角，精神受到刺激，当即觉咽部不适，如物堵塞，口唇和两手发麻，胸肋胀满不舒。几天后诸症皆失，惟咽部异物感始终未消，感觉有堵塞之物，咯之不出，吞之不下，胸膈痞闷，情绪低下，并且随着心情的舒畅与否而时轻时重地变化，但异物感始终未消失。近半年情绪不好，病有加重之势，今来求医。

诊见：咽喉检查未见异常，舌苔半边白厚，脉有弦滑之象。

【诊断】梅核气（咽部异物感）。

【辨证】肝脾不和，痰气郁结。

【治则】疏肝解郁宁心神，理气化痰祛郁结。

【治疗】（1）取耳穴：咽喉、肝、脾、肺、心、神门、交感、皮质下（图 3－14）。

常规贴压耳穴，每天坚持按压 6 次。

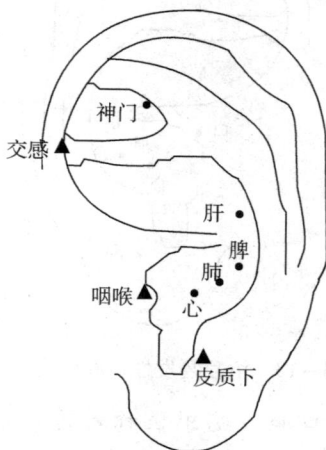

图 3－14　治疗梅核气穴位图

（2）取腕踝针：双上1。

以3寸毫针向上平刺进针2.5寸，留针30分钟，不行针。

【疗效】9月25日复诊，自觉咽部异物感已消失，如法巩固治疗1次，10多年来愈后未发。

【按语】（1）梅核气，即咽部异物感，西医又称癔病，患病者女多于男。该病多于精神刺激、抑郁不快而得，即肝郁气结克害脾土，脾失健运，聚湿生痰，痰气互结，阻于咽喉而发病。故在治疗上可取肝以解郁理气，与心、肺、脾为伍可活气血，消郁滞祛痰湿；同时心与神门合用可宁心神有镇静之效；取皮质下、交感可调节神经以促病愈；取双上1亦可调节神经系统功能。总之有神经刺激引发之疾必调其功能，安其情志，加之按中医解郁理气化痰湿理论贴压耳穴，疗效可观。

（2）现在常用地塞米松和维生素 K_3 注射液；穴封，疗效非常好，经数10例治疗，一般封1~3次可愈。

鼻腔糜烂症

【病案】王某某，男，31岁，1987年8月9日初诊。

主诉：鼻腔糜烂已10余天。

患者10余天前开始鼻腔黏膜发红，且起红疹，接着糜烂，疼痛，伴唇口干燥，大便干，小便黄，服西药消炎药未得到控制。

诊见：双鼻腔全糜烂，直至鼻腔口亦有糜烂之势，舌苔薄黄，脉略数而有力。

【诊断】鼻腔糜烂症。

【辨证】肺有郁热，上灼鼻腔。

【治则】育阴清热，改善鼻腔血运。

【治疗】取耳穴：内鼻、外鼻、心、肺、脾，耳尖（图3-15）。

常规贴压以上所取诸穴，每天按压6次，坚持不误。

【疗效】经一次贴压，第五天观察疗效，知鼻腔糜烂消失，黏膜光滑无损，痛止病愈。

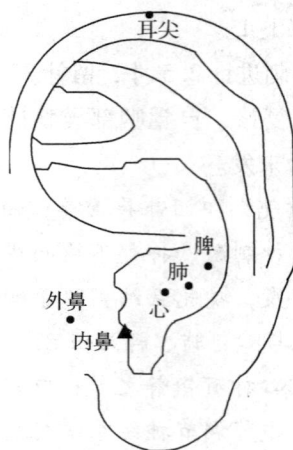

图 3 – 15　治疗鼻腔糜症穴位图

【按语】（1）取穴依据：耳尖放血可清热消炎，伍心、肺、脾能清其热使鼻腔不受邪，又可使肺窍之鼻腔微循环改善，以利糜烂处愈合；内、外鼻可改善鼻腔的功能和病理变化，诸症何能不消除？

（2）该同志与其爱人几乎同时得此病，均经 1 次贴压耳穴而获愈，该法重复验证，无不效验。

顽固性失眠

【病案】杜某某，女，42 岁，农民，1994 年 5 月 13 日初诊。

主诉：严重失眠 3 个月。

患者 3 个月前始发失眠症，每晚能入眠两个来小时，渐加重成整夜不能入睡，白天照样无睡意，心烦急躁，头目眩晕不清，乏力纳差，直接影响正常生活，特来求治。

诊见：神志清，精神差，表现有气无力，舌红而干，苔薄而黄，脉沉而略数。

【诊断】顽固性失眠。

【辨证】心肝热盛所致。

【治则】平肝清心，镇静安神。

【治疗】取耳穴：心、肾、神门、枕、皮质下、肝、脾、胃、肺、耳尖（图 3 – 16）。

常规贴压耳穴，并给示范按压，要求按压要认真，每天按压 6次以上，睡前尤应认真按压。

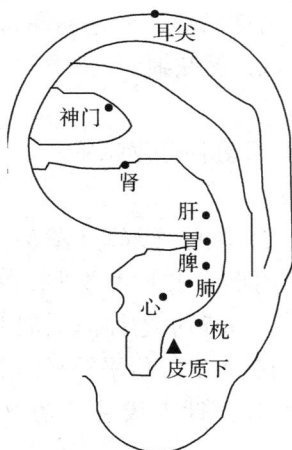

图 3-16 治疗顽固性失眠穴位图

【疗效】5 月 16 日患者来云："这种治法太神了，在这里贴后我一面走一面按压耳穴，赶到车站欲睡难忍，在车站旅社连睡了两天多。"谈这话时感到特别高兴的样子，问及情况诸症悉除，如法又贴 1 次。一年后又领其女儿来看病，谈到自己一切都好，多亏贴耳治疗。

【按语】（1）此法治失眠疗效快，经济简便，无不良反应，深受欢迎。

治疗取心、神门、皮质下、枕具有清心安神镇静之功，又能调节大脑皮质的兴奋与抑制趋于平衡；肝可平肝清热，同与心、肺、脾、肾、胃合用可调气血阴阳之偏颇，以促镇静宁心安神之效；耳尖放血可直清其热邪，有利于镇静安眠。总之诸穴共用以奏平肝清热、调和阴阳之功，达镇静安眠之速效。

（2）若遇极个别失眠时间太长，太顽固，就应以此法为主配合中西药综合治疗以取得理想效果。

产后无乳

【病案】范某某，女，30 岁，1997 年 12 月 13 日就诊。

主诉：产后 37 天无乳。

患者顺产一男婴已 37 天。乳汁全无，用手挤压一会儿，能挤出一点，甚或挤不出，婴儿因无乳而常啼哭不眠，暂用代乳粉配成乳汁内服。大人甚感焦急，曾在他院开中药治疗，连服 9 剂亦无效果，产妇饮食尚好，听说针灸能治无乳，特来求治。

诊见：产妇体胖，精神尚佳，面色润泽，乳房虽膨大，但大而软，挤之无乳。舌质欠红，脉弦细。

【诊断】产后无乳。

【辨证】气滞有郁所致乳汁分泌障碍。

【治则】理气通乳。

【治疗】（1）取耳穴：乳腺（双）（图 3 - 17）。

（2）取体穴：膻中用半寸或 1 寸毫针，由乳腺外点向乳腺内点透刺，两耳相同，然后用 3.5 寸毫针向上斜刺膻中穴：进针 3 寸。留针 45 分钟，10 分钟行针 1 次，行平补平泻手法。

【疗效】针刺至 35 分钟针未拔乳汁畅下，湿透衣服，无乳症告愈。

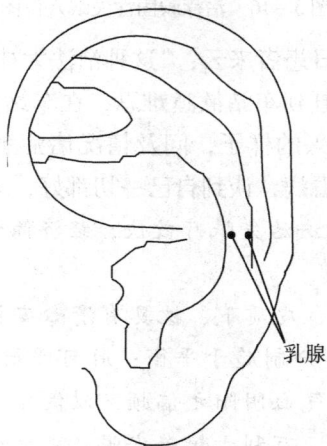

图 3 - 17　治疗产后无乳穴位图

【按语】（1）产后无乳中医认为是因气血两虚，和肝郁气滞引起，但如今生活很好，营养也能跟得上，故气血两虚型极少见，多为气滞引起。本人在 20 多年的医疗实践中探索出了一条治产后无乳或缺乳的特效疗法——即“一二三”速效催乳法。一即是针刺 1 次，二即是取 2 个穴（乳腺穴和膻中穴）三即是只扎 3 针（双耳乳腺各 1 针，膻中 1 针），用此法取得满意疗效。并撰写出“‘一二三’速效催乳法临床研究”一文，1995 年在“第三届世界传统医学大会暨优秀成果大奖赛”中获国际优秀成果奖。

（2）取穴依据：耳穴乳腺既能通乳络，使乳络通畅不受阻，又可使乳汁分泌旺盛，乳汁源源畅流而下；取体穴膻中可理胸中之气，使气畅郁祛，促使乳汁通路顺畅，缺乳无乳得到治愈。

（3）本疗法特点是取穴少、见效快、疗效好。如强某某在1993年2月8日因产后无乳给予上法针刺，当最后一针刺入膻中，立即看到乳汁畅流而下，不到1分钟即见效果，疗效之速实为罕见。

（4）不针刺用贴压耳穴也可以，如产妇陈某产后8天无乳，仅贴压双侧乳腺穴，贴后按压1分钟许，产妇走到西关大楼不到10分钟乳汁即流下，回家后上衣胸前被乳汁渗湿，婴儿无乳可食已得到解决，不过遇此症多以针刺治之，亦可在针刺后贴压双耳穴。

（5）产后有乳自遗，乳房无储存功能，使婴儿吃不饱，用本法也可以治疗。曾以此法治愈两例，故说明，催乳法有双向调节作用。不但能治无乳与缺乳，还能治乳汁自遗引起的小儿缺乳症。

（6）国际国内都提倡母乳喂养婴儿，因母乳喂养优点多：① 母乳是小儿的完全食品，其蛋白质、脂肪、糖比例适当，乳蛋白较多，在胃内形成乳块较小，脂肪颗粒小，易于消化吸收。② 母乳具有抗胃肠道感染作用。③ 钙、磷比例适宜（2：1），易于吸收，较少发生低钙血症。④ 经济方便，不易污染，温度适宜。⑤ 据国外专家研究，母乳有益于小儿智力的发展。

由于以上原因，对缺乳和无乳者应尽量以针刺催乳办法达到母乳喂养婴儿的目的。当然，其他更好的催乳办法应为首选。

晕　车

【病案】李某某，女，52岁，农民，1991年6月6日初诊。

主诉：每遇坐车就晕车，已3年。

患者3年前开始，每遇外出坐车就晕车，表现为头晕不适，恶心呕吐，频频发作，二目昏花。今日来城，一路百余里路程坐车晕得厉害，恶心呕吐不止，下车后头晕体倦，行步困难，实感痛苦。准备明天返家，故来院要求给予预防治疗。

诊见：精神欠佳，面色苍白无华，气息无力，苔薄白，脉细弱，由于患者下车不久，明天又要返回，故先到我处给予贴压耳穴以预防来日之晕车症。

【诊断】晕车。

【辨证】脾胃虚弱，坐车不适，胃气上逆。

【治则】健脾胃，升清降浊，抗过敏，镇静安神。

【治疗】取耳穴：脾、胃、心、肺、神门、风溪（图3-18）。

常规贴压耳穴，给予按压，可消除晕车后的不适，上车前必须按压治疗，可防晕车发生，并嘱其到家后打电话来说明晕车情况，以明疗效。

【疗效】6月7日患者坐车到家，电话谈及一路坐车头脑清醒，未发生晕车。

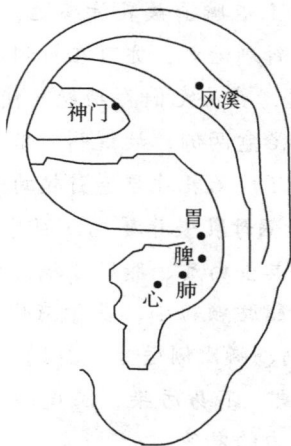

图3-18 预防晕车穴位图

【按语】（1）晕车多由坐车颠簸不适，或对汽油等气味的刺激敏感，或精神紧张等诸多因素作用下，加之脾胃不健，升降失和，胃气上逆为患。治疗取脾、胃二穴可调节其功能恢复正常，使升降有度，不受外邪（致病因子）所侵，呕吐自止；加心、肺二穴可强心镇静，又能促进气血循环，脑供血供氧增加，使脑窍清而不昏；神门可镇静，加之风溪可对汽油不适气味有抗过敏功效，用之更为合拍。总之用以上诸穴为伍，可奏脾胃升清降浊之效，抗过敏，镇静安神，达到预防晕车目的。

（2）该法治晕车屡用屡效，在上车前贴压耳穴给予按压，即可达到预防晕车的目的。

水土不服证

【病案】常某某，女，46岁，农民，1988年10月6日初诊。

主诉：每遇回娘家即发生水土不服已23年。

患者23年前结婚来到本县，饮食生活都很好，结婚前在娘家（栾川县叫河乡）饮食生活也很好，均没有不适的地方。由于长时间不在娘家生活，形成水土不服，如果在本县生活一年半载回娘家去，患者即使饮食很少，也觉腹部撑胀满闷，肠鸣不止，坐卧不宁，甚则恶心呕吐，痛苦难耐。今日准备回娘家，怕水土不服引起诸症发作，前来求医。

诊见：精神佳，神志清，体壮气盛，舌、脉如常。

【诊断】水土不服证。

【辨证】脾胃对某些地区水土不服，造成诸症丛生。

【治则】健脾胃抑制水土不服。

【治疗】取耳穴：脾、胃、艇中、小肠、神门、风溪（图3－19）。

常规贴压耳穴，吩咐每日按压5~6次。

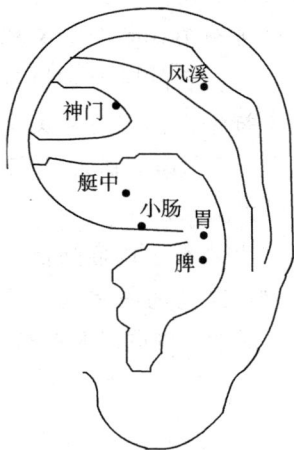

图3－19　预防水土不服证穴位图

【疗效】10月29日从娘家回来后，又来就诊其他病时，谈及此事说："贴耳穴防水土不服真管用，这次回娘家吃多吃少都很舒服，没有犯病，没有不适。"

【按语】取耳穴脾、胃和小肠可健脾胃助消化，升降有序；取艇中可祛腹部胀满不适；风溪可对异地水土不服的特异性及其过敏的东西给予拮抗；神门有安神镇静之功。诸穴相合防水土不服症特效。

后 记

经过一年零两个月时间的不懈努力，终于完成了本书的初稿和审稿任务，肩上的担子一下子放了下来，身心感到从未有过的轻松和舒畅。

回想起来，如果没有较早深入地学习耳针知识，如果不是生活和工作在农村医院，如果平时不做好临床经验的如实记录和收集工作，如果没有一股求实探索精神，那么可想而知，该拙著是无法完成的。

我们要把中医工作搞上去，把针灸工作搞上去，搞好急症工作是重要的一环。现在全世界有100多个国家和地区都在学习中医针灸，形成了世界性的针灸热，有的国家在针灸方面还取得了突出成就。我们国家是针灸的发祥地，理应在针灸事业上保持国际领先水平，为人类解除疾苦做出应有贡献。因此我们必须加速继承和创新，否则就要落伍，让世人耻笑。

让我们从大处着眼，小处着手，增强自信，积极行动，以无比的热忱、执着的敬业精神，秉持为民治病、解除痛苦的人道主义精神，不断把针灸事业推向成功，驶向胜利的彼岸。

作 者
2007 年 5 月

主要参考文献

1. 黄帝内经·素问 ［M］. 北京：人民卫生出版社，1978.

2. 灵枢经 ［M］. 北京：人民卫生出版社，1979.

3. 王忠. 耳针 ［M］. 上海：上海科学技术出版社，1984.

4. 张颖清等. 全息生物学研究 ［M］. 济南：山东大学出版社，1985.

5. 黄丽春. 耳穴诊断治疗学 ［M］. 北京：科学技术文献出版社，1991.

6. 《中医辞典》编辑委员会. 简明中医辞典 ［M］. 北京：人民卫生出版社，1979.